Nutrición para la maternidad

Nutrición para la maternidad

EMBARAZO, LACTANCIA Y PRIMER AÑO DEL BEBÉ

DANIELA MERCHANT CAREAGA

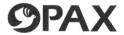

NUTRICIÓN PARA LA MATERNIDAD

Portada: Armando Fonseca García

Primera edición: mayo de 2022

© 2022, Daniela Merchant Careaga
© 2022, Editorial Terracota bajo el sello Pax

ISBN: 978-607-713-410-7

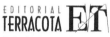

DR © 2022, Editorial Terracota, SA de CV
Av. Cuauhtémoc 1430
Col. Santa Cruz Atoyac
03310 Ciudad de México

Tel. +52 55 5335 0090
www.terradelibros.com

2026   2025   2024   2023   2022
  5   4   3   2   1

Índice

Introducción

Todos los seres humanos necesitamos los mismos nutrimentos: hidratos de carbono, lípidos, proteínas, vitaminas, minerales y agua, pero las cantidades varían dependiendo del estado fisiológico de cada persona. Este libro trata sobre los requerimientos nutricionales de la mujer durante la gestación y la lactancia, así como del bebé desde la concepción hasta su primer año de vida.

Los avances científicos indican que el estado nutricional de aquellos que quieren procrear puede afectar la fertilidad y el material genético del producto, pero es un hecho que el estado de nutrición de la mujer es el que más influye. Por esta razón, los estudios y recomendaciones que conciernen al embarazo y la lactancia se enfocan en ella, cuyas necesidades nutrimentales durante esta etapa se incrementan con la finalidad de hacer frente al crecimiento y desarrollo del producto, así como para aumentar la capacidad de adaptación del organismo a los cambios fisiológicos que se presenten.

Los resultados de diversos estudios experimentales y observacionales demuestran que hay una relación entre deficiencias y excesos en el consumo de algunos nutrimentos por parte de la madre gestante o lactante, y alteraciones en el crecimiento y desarrollo del niño en su etapa de lactante, así como en el padecimiento de enfermedades crónicas en la edad adulta, como obesidad, diabetes e hipertensión. Las deficiencias y excesos nutrimentales también se asocian con complicaciones durante el embarazo o el parto. Es indispensable conocer las necesidades nutrimentales de la madre y el pequeño durante cada periodo, con el fin de brindar las herramientas básicas para gozar de una buena salud a lo largo de la vida.

Este libro tiene el objetivo de acompañar a los interesados en el tema, profesionales, estudiantes, así como a docentes que imparten materias del área clínica sobre el embarazo, la lactancia y el recién nacido. Se brinda un panorama general sobre las bases fisiológicas en las que se basa un plan de alimentación para mujeres embarazadas, en periodo de lactancia y niños durante el primer año de vida. Se describe paso a paso y con ejemplos cómo calcular los requerimientos energéticos y nutricionales para diseñar un plan de alimentación adecuado y exitoso. Los datos y recomendaciones se basan en los valores especificados para la población mexicana y, en los casos en que se requiere, en consensos internacionales.

El texto está dividido en cinco capítulos; el primero se refiere al desarrollo del embarazo y los cambios fisiológicos que lo acompañan para facilitar la evaluación del estado de nutrición y la toma de decisiones para la elaboración del plan de alimentación de la mujer embarazada durante toda la gestación.

El segundo, trata sobre la nutrición del niño durante el periodo de lactancia; se revisa el proceso de crecimiento y desarrollo, junto con su evaluación, así como los requerimientos de energía y nutrimentos.

El tercer capítulo es acerca del desarrollo físico y psicomotor durante el primer año de vida del lactante, para comprender cómo afecta la alimentación desde el parto y hasta los 12 meses de edad. Habla de los sucedáneos, que son productos, casi siempre a base de leche de vaca, a los que se realizan modificaciones para asemejar su composición nutrimental lo más posible a la leche humana, pero como no se ha logrado identificar la totalidad de sus componentes, no se puede considerar que los sucedáneos sean un reemplazo 100 por ciento efectivo. En este trabajo se realiza una comparación entre la leche humana y la leche de vaca y los sucedáneos de la leche humana para definir la manera correcta de alimentar al lactante. Se revisa también el proceso de producción de la leche humana, su composición nutrimental y los beneficios generales que implica la alimentación al seno comparada con otras formas de alimentación; también se incluyen algunas prácticas que ponen en riesgo la duración y el éxito de la lactancia.

El cuarto capítulo se refiere a la nutrición materna durante el periodo de lactancia, se revisan los cambios fisiológicos del organismo materno en este periodo, así como el gasto energético necesario para la producción de leche y la consecuente pérdida de peso. Por último, se presenta la nutrición durante el proceso de ablactación y destete, con un plan de alimentación diseñado paso a paso para el primer semestre de vida y otro para el segundo.

Este trabajo se enfoca en la nutrición desde la concepción y hasta el primer año de vida del bebé, lo que de ninguna forma significa que vaya en contra de la recomendación actual de extender el periodo de lactancia hasta los 24 meses de edad. El libro tiene la intención de informar la toma de decisiones sobre la alimentación por vía oral, razón por la cual se excluyen casos de enfermedad o complicaciones graves del niño o de la madre, ya que requieren tratamiento médico y en muchos casos incluso hospitalización, por lo que quedan fuera del objetivo de este texto.

CAPÍTULO 1

NUTRICIÓN EN EL EMBARAZO

CONCEPTOS BÁSICOS DEL EMBARAZO

El desarrollo de la gestación, para su seguimiento y control, se mide en términos de semanas, y estas, a su vez, se agrupan en primero, segundo y tercer trimestre de la siguiente manera: el primer trimestre abarca de la semana cero a la 12, el segundo de la 13 a la 27 y el tercero de la 28 a la 40. La etapa posterior, la lactancia, suele medirse en meses desde el día del nacimiento hasta el primer año de edad —aunque, como se verá más adelante, se recomienda que el periodo de lactancia se extienda hasta los 2 años.

El cuadro 1 de la página siguiente ilustra los términos más utilizados durante las distintas etapas de la gestación y la lactancia. El día cero corresponde al momento de la concepción, cuando el óvulo y el espermatozoide se unen para formar una nueva célula. En muchos casos se desconoce la fecha de la última menstruación (FUM), y por practicidad consideramos que se produjo en cualquier momento de las cuatro semanas previas al día cero. Desde este momento y hasta la cuarta semana de gestación, el periodo se denomina *periconcepcional*, es decir, cerca de la concepción. El periodo que abarca desde la semana 20 hasta el día 28 después del nacimiento se denomina *periodo perinatal*, es decir, cerca del nacimiento.

El término exitoso del embarazo puede ocurrir entre la semana 38 y la 42, aunque la semana 40 es el mejor referente, ya que la mayoría de los partos exitosos ocurren en este periodo. Un bebé que nace a las 37 semanas o menos es un *recién nacido pretérmino*, con necesidades nutricionales más exigentes que las de un *recién nacido a término* (Frey y Klabanoff, 2016). Si nace a las 34 semanas o menos se considera *pretérmino muy temprano* y sus requerimientos nutricionales son aún más específicos. El niño que nace después de la semana 42 se denomina *postérmino* y también requiere atención nutricional especial.

Desde el día cero y hasta las dos semanas después de la concepción, el organismo en formación se denomina cigoto. De las dos a las ocho semanas de gestación se denomina embrión; desde este momento y hasta el nacimiento se llama feto. En cualquier momento, el cigoto, el embrión y el feto se conocen como producto. La pérdida del producto en cualquier momento, desde la concepción y hasta las 20 semanas de gestación, se conoce como *aborto* o *aborto espontáneo*. Si la pérdida ocurre entre la semana 21 y el nacimiento se conoce como *muerte fetal* o *mortinato*. Al ocurrir el parto el nombre del producto es *recién nacido*, que en condiciones ideales mide 50 cm de largo y pesa entre 3 y 3.5 kg. El periodo que abarca desde el momento del parto hasta el primer mes de vida se clasifica como *neonatal* y el niño se denomina recién nacido o *neonato*. A partir de ahí y hasta los 12 meses, la etapa se denomina *posneonatal*.

Cuadro 1.
Términos relacionados con las distintas etapas del embarazo

Fuente: Brown 2014, 88 p.

Desarrollo fetal

La unión del óvulo con el espermatozoide forma un cigoto del tamaño de un punto ortográfico. Esta nueva estructura celular se adhiere a la pared uterina dos semanas después de su formación, lo que se conoce como implantación. A partir de ese momento continúa la división celular hasta que se transforma en embrión, cuyo número de células se duplica cada 24 horas desde la segunda hasta la octava semana de gestación.

A las ocho semanas el producto mide 3 cm y cuenta con sistema nervioso central, corazón, tracto gastrointestinal, rasgos faciales y dedos de manos y pies. Desde este momento y hasta el nacimiento, el producto se conoce como feto, cuyo número de células se sigue duplicando cada 24 horas, excepto las últimas 10 semanas, periodo en el que se duplica solo una vez.

Los órganos del feto crecen y maduran de forma diferente, pero al momento del parto el recién nacido cuenta ya con un conjunto de sistemas que le permiten alimentarse fuera del útero.

Para diseñar el tratamiento nutricio, que acompañará a la mujer embarazada durante la gestación, es necesario conocer y comprender algunos aspectos clave del desarrollo embrionario, especialmente de la estructura que aloja, protege y alimenta al producto durante esta etapa.

Estructura placentaria

La placenta es un órgano que comienza a formarse tras la implantación y permanece en desarrollo durante las primeras ocho semanas de gestación (Lobo *et al.*, 2016). Se compone de una red de vasos sanguíneos que intercambian nutrimentos, gases y desechos entre la madre y el producto. Tiene dos partes: una materna y una fetal. La parte materna contiene las arterias que transportan nutrimentos y oxígeno al producto, así como las venas que recogen desechos y CO_2. La parte fetal incluye el cordón umbilical, que en su interior contiene la arteria y vena umbilical desde donde se intercambian nutrimentos, desechos y gases.

El útero es un músculo que se estira conforme el feto aumenta de tamaño, y es la estructura que limita físicamente a la madre del producto. En la pared uterina se insertan los vasos sanguíneos que recogen los nutrimentos y oxígeno de la sangre materna para transportarlos, a través de la red, a los vasos sanguíneos del producto. Del mismo modo, el cordón umbilical recoge los desechos y CO_2 de la sangre del producto para transportarlos, a través de la red, a los vasos sanguíneos de la madre. Esta estructura impide el contacto de la sangre del producto con la de la madre, es decir, la sangre materna no se mezcla con la sangre fetal gracias a la barrera placentaria. La figura 1 muestra la estructura placentaria para el desarrollo embrionario.

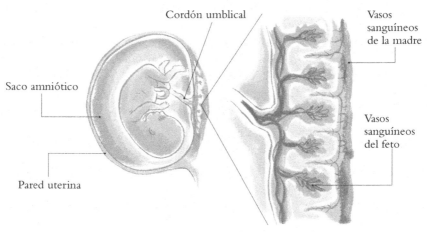

Figura 1. Estructura placentaria para el desarrollo embrionario. En la parte izquierda se puede observar el saco amniótico, medio líquido en el que el producto se aloja durante la gestación y que lo protege de agresiones físicas o mecánicas.

Si la madre se nutre de forma inadecuada durante los primeros días de la gestación, el desarrollo de la placenta se verá comprometido y el resultado es un embarazo de alto riesgo o incluso un aborto espontáneo que ocurrirá incluso antes de que la madre esté consciente de su embarazo.

Las *funciones placentarias* se dividen en función de transferencia, función respiratoria y función endocrina.

Función de transferencia

El intercambio de nutrimentos y metabolitos se realiza a través de la barrera placentaria mediante:

1. *Difusión simple*, es decir, a favor del gradiente de concentración; de esta manera se intercambian electrolitos, agua, cuerpos cetónicos, oxígeno y dióxido de carbono.
2. *Difusión facilitada a favor del gradiente de concentración*, pero con la intervención de transportadores que aumentan la velocidad de transferencia, por ejemplo, glucosa y sus transportadores.
3. *Difusión por transporte activo*, en contra del gradiente de concentración y con la intervención de transportadores. Los aminoácidos y las proteínas se intercambian de este modo.

Función respiratoria

La placenta es el "primer pulmón" del producto, aunque con una capacidad de aporte de oxígeno menor que la del órgano real, por lo que la gestación se desarrolla en un ambiente de hipoxia relativa, compensada por un mayor gasto cardiaco del producto y por una mayor concentración de hemoglobina en sus eritrocitos, junto con mayor captación de oxígeno por la hemoglobina, sobre todo al liberarse dióxido de carbono del feto a la madre, momento en el cual se libera más oxígeno de la madre hacia el feto.

Función endocrina

La placenta produce diversas hormonas proteicas y esteroideas desde el inicio de la gestación, que condicionan los cambios anatómicos, fisiológicos y bioquímicos necesarios para permitir el crecimiento y desarrollo del producto, pero también para preparar a la madre para el proceso de parto y la lactancia. Las hormonas ayudan a que las glándulas mamarias y los aparatos reproductivo, digestivo, circulatorio, respiratorio y excretor se adapten a las nuevas necesidades orgánicas. Revisemos algunas de ellas:

Gonadotropina coriónica humana. Conocida también como la hormona del embarazo, es una glucoproteína cuya concentración aumenta rápida y progresivamente desde la implantación hasta alcanzar un nivel máximo, entre las seis y las 10 semanas de gestación; después desciende y se mantiene en niveles bajos el resto de la gestación.

Una de sus funciones es mantener el cuerpo lúteo, que asegura la producción de progesterona mientras se desarrolla la placenta, así como estimular la producción de testosterona en el testículo fetal para la diferenciación sexual durante las primeras etapas del embarazo. Esta función la controla después la hipófisis fetal. La concentración de esta hormona confirma el embarazo y a ella se atribuye el síntoma de náuseas durante los primeros meses de la gestación.

Lactógeno placentario humano. También llamada somatomamotropina coriónica humana, tiene acciones parecidas a la hormona de crecimiento y a la prolactina; incluso existe una relación directa entre esta hormona y la masa placentaria.

Hormona polipeptídica. Se detecta entre cinco y seis días después de la implantación y su concentración aumenta progresivamente, hasta alcanzar un máximo en las semanas 34 a 36 de gestación. Contrarresta la acción de la insulina, induciendo lipólisis que libera ácidos grasos para ser utilizados como fuente de energía, sobre todo hacia el final del embarazo. Junto con la prolactina y el cortisol, induce resistencia a la insulina para incrementar la glucemia y evitar que se utilicen aminoácidos para la gluconeogénesis, permitiendo el paso de glucosa y aminoácidos al feto.

Estrógenos. En condiciones normales los ovarios producen estrógenos, pero durante el embarazo los produce también la placenta. Estas hormonas provocan vasodilatación, lo que aumenta el flujo sanguíneo entre el útero y la placenta, y estimulan el crecimiento de los conductos mamarios en preparación para la lactancia, mientras inhiben la producción de prolactina durante el embarazo para evitar la producción de leche. También se encargan de la distribución de la grasa materna en las zonas de caderas y muslos.

Progesterona. Como sucede con los estrógenos, la progesterona se produce en los ovarios y la placenta a partir del colesterol; su concentración aumenta conforme avanza la gestación. Tiene la función de inhibir la contracción de la pared uterina para permitir la implantación y posterior vascularización de la placenta.

También relaja las arterias y las paredes gastrointestinales, actúa como supresor inmunológico, promueve el desarrollo de los alveolos de las glándulas mamarias antes de la lactancia, e inhibe la acción de la prolactina. Su rápida desaparición al momento del parto activa la inmediata secreción de leche.

CAMBIOS DURANTE LA GESTACIÓN

Durante la gestación ocurren cambios en los diferentes órganos y sistemas (Soma-Pillay *et al.*, 2016), los más relevantes se describen a continuación:

Cambios genitales y mamarios

Las adaptaciones en los órganos implican el incremento del espacio físico para alojar al producto en constante crecimiento y posibilitan el intercambio sanguíneo con la madre. Las hormonas esteroideas, estrógenos y progesterona regulan estos cambios. Los más notorios son:

- Aumento de la vascularización de la vulva y la vagina.
- Aumento de la elasticidad de la vagina.
- Aumento de las secreciones cervicales y vaginales.
- Disminución del pH vaginal gracias a las bacterias productoras de ácido láctico; esto estimula la protección contra infecciones.

Las células musculares del útero experimentan una importante hipertrofia[1] para aumentar su capacidad de alojamiento: de 10 mililitros en un estado no gestante a 5 000 mililitros, o más si se trata de un embarazo multifetal. Además, incorpora tejido fibroso y elástico, lo que aumenta su peso desde aproximadamente 70 gramos hasta casi un kilo. El flujo sanguíneo en este órgano se incrementa entre 20 y 40 veces respecto del que se experimenta en un estado no gestante para permitir el intercambio entre las paredes uterinas y la placenta. La placenta se desarrolla durante las primeras semanas, periodo en el cual la producción esteroidea está a cargo de los ovarios: una vez formada la placenta y su síntesis esteroidea, los ovarios permanecen inactivos durante el resto de la gestación.

El tejido glandular experimenta *hiperplasia* e *hipertrofia* en los alveolos mientras aumenta la pigmentación de las areolas y el tamaño de los pezones. A partir de la semana 20 de gestación se empieza a producir la leche (calostro), que se almacena en los alveolos.

Cambios en el sistema cardiovascular

Las adaptaciones cardiovasculares se inician durante las primeras semanas de la gestación, cuando se incrementa el flujo de oxígeno y nutrimentos de la madre al producto mediante un aumento de la volemia de 30 a 50 por ciento. Para ello el músculo cardiaco sufre una hipertrofia que aumenta su volumen de 10 a 20 por ciento y la frecuencia cardiaca se incrementa en 15 a 20 latidos por minuto, lo que da como resultado que el volumen por latido aumente de 20 a 30 por ciento para la semana 20 de gestación. Esto se traduce en un gasto cardiaco entre 30 y 50 por ciento mayor con respecto a un estado no gestante. Este incremento atiende en gran medida a la circulación entre la placenta y el útero, que pasa de recibir 3 por ciento del volumen sanguíneo antes de la gestación, a 17 por ciento de la sangre circulante durante la gestación.

En condiciones fisiológicas no gestantes este incremento en la volemia se manifiesta como aumento en la presión arterial, sin embargo, en el embarazo hay una disminución de la resistencia periférica mediante la acción vasodilatadora de la progesterona, así como del óxido nítrico, las prostaglandinas y la resistencia a la angiotensina II. Esto provoca que la presión arterial disminuya hasta alcanzar un mínimo en la primera mitad del embarazo, para luego aumentar gradualmente hacia el final. La presión arterial y venosa no se altera en la mitad superior del cuerpo, pero en la inferior se observa un aumento

---

[1] El significado de todas las palabras en negritas se encuentra en el glosario, al final del libro.

progresivo hacia el final del embarazo, debido a la presión del útero, cada vez más grande y más pesado, sobre la vena cava inferior y las venas ilíacas, lo que provoca un aumento del doble o hasta del triple de presión a nivel de la vena femoral. Esto incrementa el riesgo de edema, várices y trombosis en los miembros inferiores.

El aumento de la volemia permite el intercambio permanente entre el útero y la placenta mientras previene que la madre tenga una pérdida excesiva durante el parto, pero con un descenso en el hematocrito y en la hemoglobina, ya que el aumento del nivel plasmático es mayor que el de la masa eritrocitaria. Esta hemodilución se conoce como anemia fisiológica del embarazo, que provoca una disminución de la concentración de albúmina de 25 por ciento. El aumento en la masa eritrocitaria implica un aumento en las necesidades de hierro, imposibles de cubrir con la dieta, por lo cual se hace necesaria la suplementación (Calje y Skinner, 2017).

La masa leucocitaria aumenta progresivamente durante el embarazo, pero el nivel de plaquetas no se modifica. Los factores coagulantes también se incrementan para ayudar a conseguir una rápida homeostasis tras el desprendimiento placentario en el parto, pero al mismo tiempo se incrementa el riesgo de trombosis.

Cambios en el sistema digestivo

La progesterona provoca una disminución de la motilidad de todo el tracto digestivo. Entre otras manifestaciones, el tono esofágico disminuye y el cardias se relaja. Además se presenta un aumento de la presión intragástrica por el "ascenso" del útero conforme avanza el embarazo, lo que estimula el reflujo gastroesofágico y la sensación de pirosis. Además, durante las primeras 30 semanas disminuye la producción gástrica de pepsina y ácido clorhídrico, que se normalizan hacia el término del embarazo.

El enlentecimiento de la velocidad del tránsito intestinal favorece la absorción de nutrimentos, ya que permanecen más tiempo en contacto con las vellosidades intestinales, pero por otro lado, la mayor absorción de agua en el intestino delgado favorece el estreñimiento, muy común durante el embarazo.

La acción de la progesterona sobre el músculo liso de la vesícula aumenta el volumen residual tras su vaciado, de por sí enlentecido. Por su parte, los estrógenos provocan colestasis intrahepática, junto con un aumento de saturación de colesterol y reducción de ácido quenodesoxicólico en la composición de la bilis, lo que aumenta el riesgo de formación de cálculos biliares. Aunque la función hepática parece permanecer sin alteración durante la gestación, la concentración de fosfatasa alcalina se eleva entre dos y cuatro veces debido a la producción placentaria.

Cambios en el sistema urinario

La progesterona provoca que se dilaten los uréteres renales y el útero. Por otro lado, aumenta el flujo plasmático renal hasta en 75 por ciento, con vasodilatación renal, lo que se traduce en hiperfiltración glomerular superior al 50 por ciento para facilitar la eliminación de los desechos de la madre y el producto. Esta adaptación implica las siguientes manifestaciones clínicas: aclaramiento de creatinina, nitrógeno ureico y ácido úrico, glucosuria, mayor excreción de glicina, histidina, serina, treonina, alanina y vitaminas hidrosolubles.

Para evitar la pérdida excesiva de sodio que afecte el desarrollo embrionario y fetal, este nutrimento se reabsorbe en el túbulo proximal. Aun así, se observa una disminución de cinco miliequivalentes por litro, por lo que la dieta debe aportar suficientes cantidades de este mineral (Trofimiuk-Mudlner y Hubalewska-Dydejczyk, 2017).

Cambios en el sistema respiratorio

Para la semana ocho de gestación la elevación del diafragma provoca que el volumen espiratorio de reserva y residual disminuyan en 20 por ciento, al tiempo que aumenta la capacidad inspiratoria, lo que se traduce en un estado de hiperventilación para mantener la saturación de oxígeno y el intercambio de este y de dióxido de carbono entre la madre y el producto.

Cambios endocrinos

El embarazo no sería posible sin las siguientes adaptaciones:

- Las células somatotropas y la hormona de crecimiento disminuyen.
- Las células gonadotropas no sufren modificaciones.
- La producción de hormona folículo estimulante (FSH) y luteinizante (LH) está bloqueada por la acción de los estrógenos, progesterona y prolactina.
- En el primer trimestre la hormona adrenocorticotropa (ACTH) aumenta y la estimulante de tiroides (TSH) desciende de manera inversa a la gonadotropina coriónica, que se normalizan posteriormente.
- En la tiroides se presenta hiperplasia, y aumento de triyodotironina (T_3) y tiroxina (T_4), aunque la función tiroidea permanece normal, ya que también aumenta la concentración de globulina fijadora de tiroxina.

- El número de células productoras de prolactina aumenta, así como el tamaño de la hipófisis.
- La secreción de aldosterona y desoxicorticosterona aumenta entre cinco y ocho veces para retener el sodio.
- Se activa el eje renina-angiotensina-aldosterona, secundario a la disminución de la presión sanguínea debido al descenso de la resistencia periférica.
- En las glándulas suprarrenales aumenta la liberación de cortisol durante todo el embarazo; llega a registrarse una concentración dos o tres veces mayor que la habitual hacia el término de la gestación.
- Los estrógenos y la progesterona inducen al páncreas a generar una hiperplasia de células beta, que incrementa los niveles de insulina, así como los de glucagón durante la segunda mitad del embarazo. Estos cambios constituyen la causa principal de los trastornos de la glucemia durante el embarazo.
- Los niveles plasmáticos de vasopresina se mantienen, y la oxitocina aumenta progresivamente hasta alcanzar sus niveles máximos al final del embarazo, durante el parto.
- La secreción de adrenalina y noradrenalina no se modifica, sino hasta el momento del parto, cuando aumenta de forma considerable.

PERIODOS CRÍTICOS

Los momentos de intenso desarrollo e hiperplasia del producto en formación son críticos; se caracterizan por el hecho de que las actividades que se presentan en un intervalo de tiempo determinado no se desarrollan en ningún otro momento (Rice y Barone Jr., 2000). Esto significa que si la división celular de cierto tejido se limita durante un periodo crítico es imposible que este se desarrolle en otra etapa de la gestación, dando como resultado una malformación irreversible. Los principales periodos críticos son:

- Sistema nervioso central: semanas 2 a 6.
- Corazón: semanas 2 a 6.
- Orejas: semanas 3 a 10.
- Ojos: semanas 3 a 7.
- Piernas y brazos: semanas 3 a 7.
- Dientes: semanas 6 a 8.
- Paladar: semanas 6 a 9.
- Genitales externos: semanas 6 a 11.

Mantener un óptimo estado de nutrición asegura un adecuado desarrollo en los periodos críticos; por el contrario, condiciones adversas en periodos críticos del desarrollo embrionario sientan las bases para que los bebés padezcan enfermedades crónicas en la edad adulta. Una dieta inadecuada de la madre durante el embarazo puede alterar de forma permanente algunas funciones orgánicas, como el crecimiento de vasos sanguíneos, el metabolismo de lípidos y el desarrollo de masa magra. Estas alteraciones, a su vez, pueden provocar disfunción en la presión arterial, intolerancia a la glucosa y un sistema inmune deficiente. Con el tiempo, esto deriva en enfermedades cardiovasculares. Un ejemplo es el de la diabetes: las células beta del páncreas (responsables de la producción de insulina) normalmente se incrementan 130 veces entre las semanas 12 y 20 de gestación. Una nutrición inadecuada durante este intervalo de tiempo puede provocar que el número de células beta sea insuficiente para afrontar las demandas de glucosa en etapas posteriores de la vida, desarrollándose así la diabetes tipo 1 o tipo 2, según la gravedad del caso y de las condiciones ambientales posteriores. Ocurre también con la hipertensión; la mala nutrición durante la gestación provoca que un pequeño número de células renales sea insuficiente para la demanda que acompaña el crecimiento acelerado en la primera infancia. Los recién nacidos de bajo peso, y que ganan peso rápidamente en los primeros días de vida, tienen más probabilidad de desarrollar hipertensión en la edad adulta.

Investigaciones genéticas actuales sugieren que la alimentación de la madre puede cambiar de forma permanente la expresión genética del feto, y que este efecto puede influir en varias generaciones sucesivas, lo que se conoce como *programación fetal* y en la actualidad se encuentra bajo intensa investigación (Moreno Villares, 2016).

Periodo crítico para el desarrollo del tubo neural

El primer periodo crítico corresponde al desarrollo del sistema nervioso central, que comienza a partir del cierre del tubo neural, estructura que antecede a la columna vertebral (Yamaguchi *et al.*, 2017).

La hiperplasia para el desarrollo del tubo neural ocurre durante el intervalo que va desde el día 17 hasta el día 30 de la gestación. A las cuatro semanas (30 días) todavía hay un espacio sin cerrar, pero a las seis semanas el tubo se cierra por completo de forma exitosa; esto se puede observar en la figura 2.

El ácido fólico es un nutrimento indispensable para el desarrollo y el cierre del tubo neural, ya que participa en la producción de ADN y ARN (ácidos nucleicos del genoma humano). Si en algún momento entre los días 17 y 30 de la gestación la disponibilidad de ácido fólico es insuficiente, el tubo neural no cerrará y el resto de la gestación se desarrollará con un defecto importante en el cerebro o en la médula espinal, lo que se conoce como *defectos del tubo neural*. Este proceso es especialmente vulnerable porque se trata de un periodo en el que muchas mujeres todavía no saben que están embarazadas, lo que incrementa la probabilidad de deficiencia de ácido fólico.

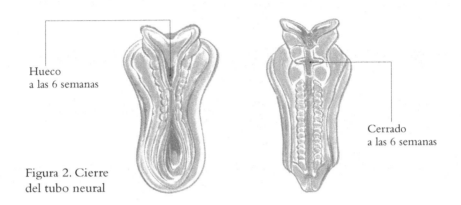

Hueco
a las 6 semanas

Cerrado
a las 6 semanas

Figura 2. Cierre
del tubo neural

Hoy se estima que, por cada 100 000 individuos nacidos vivos, 30 presentan algún defecto del tubo neural. Esto no significa que solo se presenten 30 casos por cada 100 000 embarazos si consideramos que una gran cantidad pudo presentar daño que desencadenó un aborto o la muerte fetal. Existen dos tipos generales de defectos del tubo neural: *anencefalia* y *espina bífida*. La *anencefalia* es la ausencia de cerebro debido a que no se cierra el extremo superior del tubo y no se desarrolla el cerebro. Este defecto resulta en aborto, casi siempre antes de que la mujer sepa que estaba embarazada. La *espina bífida* se presenta cuando la columna vertebral cierra en forma incompleta o defectuosa, dando lugar a una o varias de las siguientes alteraciones:

Meningitis. Las membranas que recubren la médula espinal se abultan en forma de saco, mismo que al romperse provoca una infección.

Parálisis. Según el nivel de daño en la médula espinal puede presentarse parálisis en diversos grados y acompañarse de manifestaciones como luxación de cadera, trastornos renales, curvatura de la columna, debilidad muscular, trastornos mentales o pérdidas motrices y sensoriales.

La espina bífida tiene mayor probabilidad de supervivencia, aunque los casos graves pueden causar la muerte (figura 3).

Cualquier embarazo puede presentar un defecto del tubo neural, pero los siguientes factores aumentan la probabilidad:

- Embarazo anterior con defectos del tubo neural.
- Presencia de diabetes tipo 1.
- Consumo de medicamentos anticonvulsivos.
- Presencia de obesidad.
- Exposición a temperaturas extremas en las primeras semanas de gestación (fiebre, saunas).
- Raza o etnia (es más común en la raza blanca).
- Bajo nivel socioeconómico.

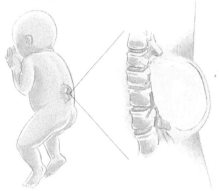

Figura 3. Espina bífida.

Actualmente se recomienda que todas las mujeres en edad fértil, ya sea que busquen embarazarse o no, tomen 400 µg de ácido fólico al día al menos tres meses antes de que ocurra la implantación del óvulo; sobre todo si se trata de quien ya ha tenido un embarazo con defectos del tubo neural. De hecho, en algunos países se enriquecen los cereales en diversas presentaciones para asegurar un consumo adecuado en todas las mujeres. La suplementación con ácido fólico se trata más adelante.

PESO DE LA MUJER ANTES Y DURANTE EL EMBARAZO

Además de cambios hormonales, la mujer embarazada experimenta notables modificaciones en su composición corporal: durante la primera mitad de la gestación se incrementan las reservas de grasa para usarlas durante la última parte del embarazo, así como durante la lactancia, periodos en que la demanda energética y de nutrimentos aumenta de manera considerable.

Es un hecho que el estado de nutrición puede afectar no solo la fertilidad, sino también el material genético que se transmite a la siguiente generación. Por esta razón, el estado previo a la concepción es determinante tanto para lograr un producto sano, como para asegurar condiciones óptimas de nutrición para la mujer gestante, lo cual es especialmente importante, puesto que la energía y los nutrimentos requeridos por el producto durante la gestación provienen de las concentraciones plasmáticas de la madre.

Es recomendable que toda mujer con intenciones de concebir considere adoptar los siguientes hábitos y estilo de vida (OMS, 2016):

- Seguir una dieta correcta: completa, suficiente, variada, equilibrada e inocua.
- Lograr y mantener un peso corporal saludable, ya que tanto el exceso como la falta de grasa corporal se asocian con problemas reproductivos.
- Llevar una rutina de ejercicio para ayudar a conseguir el peso saludable y favorecer la vascularización de la placenta durante los primeros días de gestación.
- Acudir a revisión médica, en especial ginecológica, al menos una vez al año para descartar, prevenir o atender cualquier anomalía que pudiera interferir con el inicio y el desarrollo adecuados del embarazo, incluyendo enfermedades crónico-degenerativas, como diabetes, hipertensión y obesidad.

El peso materno pregestacional y la ganancia ponderal a lo largo de la gestación influyen de manera directa sobre el peso fetal y del recién nacido (Procter y Campbell, 2014). Tanto el bajo peso como la obesidad de la madre se relacionan con bebés pequeños y grandes para la edad gestacional, respectivamente (Catalano y Shankar, 2017). La ganancia de peso es un doble factor predictivo: es un indicador de la velocidad de crecimiento del producto, pero también indica que la mujer cuenta con reservas energéticas para afrontar las demandas hacia el final del embarazo y, sobre todo, para afrontar las del periodo de lactancia. Por esta razón los indicadores de salud de la mujer embarazada giran en torno a la ganancia de peso (Campos *et al.*, 2019).

Para asegurar un parto exitoso es primordial que la mujer inicie su embarazo con un peso saludable y que su ganancia de peso sea suficiente y adecuada a lo largo de la gestación. Estas medidas son especialmente importantes porque, aunque aumenten el mismo número de kilogramos durante el embarazo, las mujeres con bajo peso tienden a tener hijos más pequeños que las de peso normal. Por el contrario, las mujeres que tienen sobrepeso tienden a dar a luz a niños que pesan más de 4 kg, lo que se conoce como *macrosomía*, aunque aumenten el mismo número de kilogramos que las mujeres con peso normal (Dai *et al.*, 2018). En términos generales, la proporción de nacimientos con bajo peso, pretérmino y muerte perinatal es mayor cuando la mujer cursó el embarazo con bajo peso. Por otro lado, el sobrepeso, en especial la obesidad, puede dificultar el embarazo y el parto debido a condiciones de hipertensión, diabetes gestacional, infecciones y defectos del tubo neural. Además, los niños de mujeres con sobrepeso tienen mayor probabilidad de nacer después de la fecha prevista, es decir, postérmino y macrosómicos. Cuanto mayor tamaño tenga el niño o niña, mayor es la probabilidad de un parto difícil y de traumas al nacer, por lo que muchos médicos deciden inducir un parto por cesárea que, como cualquier cirugía, implica un riesgo inherente de muerte y complicaciones (Subhan *et al.*, 2019).

Componentes del aumento de peso

El aumento de peso de la mujer embarazada corresponde a la suma de diversos componentes que se muestran en la figura 4.

Todos los componentes del aumento del peso de la mujer embarazada responden a los cambios fisiológicos del desarrollo de la gestación, cuya finalidad en conjunto es alojar, proteger y alimentar al producto. Conforme

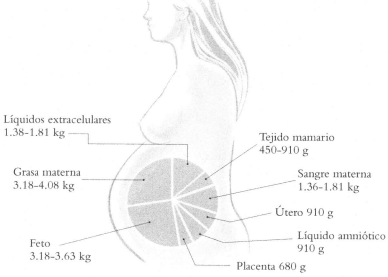

Líquidos extracelulares
1.38-1.81 kg

Tejido mamario
450-910 g

Grasa materna
3.18-4.08 kg

Sangre materna
1.36-1.81 kg

Útero 910 g

Líquido amniótico
910 g

Feto
3.18-3.63 kg

Placenta 680 g

Figura 4. Componentes del aumento de peso durante el embarazo.

avanza el embarazo, el organismo en formación crece y requiere más espacio, lo que provoca que la pared uterina se estire y la cantidad de líquido amniótico se incremente día a día, pues el producto duplica sus células cada 24 horas durante las primeras 30 semanas de gestación.

Al mismo tiempo, las glándulas mamarias aumentan su tejido en preparación para la lactancia, que se iniciará inmediatamente después del parto. El tejido adiposo también se prepara durante la primera mitad del embarazo para asegurar que la mujer cuente con suficiente energía de reserva hacia el final de la gestación y para hacer frente a la demanda energética que supone la producción de leche durante la lactancia.

Para distinguirlo de las reservas de energía que la mujer guardaba antes del embarazo, el tejido adiposo que se desarrolla durante la gestación se denomina *grasa materna*. La hormona que promueve la acumulación de grasa materna es el estrógeno, que actúa depositando este tejido en la región de los muslos y las caderas. Al momento del parto, la grasa materna reserva un estimado entre 22 800 y 27 000 kcal, suficiente para brindar energía durante seis meses después del parto, tiempo en que la madre debería recuperar su peso de manera saludable, tema que se aborda en el capítulo 2.

Es comprensible que el aumento de líquidos extracelulares, tejido mamario, sangre, útero, líquido amniótico y placenta impliquen un proceso que la mujer embarazada no puede controlar a voluntad, puesto que se trata de una respuesta fisiológica imprescindible para el crecimiento y desarrollo del producto. El tejido mamario crece a una velocidad y volumen diferente en cada mujer. El único componente cuya velocidad de aumento se puede controlar, al menos parcialmente, es el del tejido adiposo, con la finalidad de asegurar que al momento del parto el producto pese más de 2 500 gramos, pero menos de 4 000.

Velocidad del aumento de peso durante el embarazo

Al final de un embarazo típico saludable y exitoso la ganancia de peso es, en promedio, de 14 kg. El término *saludable* hace referencia a un índice de masa corporal (IMC) previo al embarazo entre 18.5 y 24.9 kg/m^2. Para una mujer que comienza el embarazo con un IMC menor de 18.5 kg/m^2 lo recomendable es que gane más grasa materna para asegurar que cuente con las reservas energéticas que demanda la gestación.

Para mujeres con un IMC de 25 kg/m^2 o más, la recomendación es que gane menos cantidad de grasa materna, puesto que el sobrepeso implica reservas energéticas que se adquirieron antes del embarazo. Al final de un embarazo saludable, una mujer con normopeso (peso normal) debe haber ganado entre 11.5 y 16 kg, mientras que una mujer con bajo peso debe ganar entre 12.5 y 18 kg; una mujer con sobrepeso debe ganar solo entre 7 y 11.5 kg y, en caso de obesidad, no más de 7 kg ni menos de 6.8 kg, como se muestra en el cuadro 2.

Cuadro 2.
Aumento de peso recomendado durante el embarazo

IMC antes del embarazo	Aumento de peso recomendado al final del embarazo
Bajo peso (IMC <18.5)	12.5-18 kg
Peso saludable (IMC 18.5-24.9)	11.5-16 kg
Sobrepeso (IMC 25-29.9)	7-11.5 kg
Obesidad (IMC >30)	6.8-7 kg

Fuente: Basado en Whitney y Rolfes (2011, 517 p.).

Es tan importante la ganancia de peso total como la velocidad con que se gane, pues las necesidades nutricias en cada momento de la gestación corresponden a cierto desarrollo esperado del producto. La ganancia de peso es prácticamente imperceptible durante el primer trimestre, ya que el único de los componentes que alcanza la mayor parte de su aumento es el de la grasa materna, pues el producto es tan pequeño que la estructura de alojamiento y protección todavía no se incrementa. A partir del inicio del segundo trimestre, la velocidad es más acelerada y constante; corresponde con el tamaño del producto, que se duplica cada 24 horas.

Es recomendable que una mujer de peso normal haya ganado 750 g al final del primer trimestre y, a partir de este momento, aumente 500 g al final de cada semana. Para una mujer con bajo peso la recomendación es que gane entre 1 y 2 kg en el primer trimestre y para una mujer con sobrepeso lo mejor es que gane un máximo de 0.8 kg al final del primer trimestre, como lo especifica el cuadro 3. La velocidad recomendada para la ganancia de peso se muestra en la gráfica 1.

Cuadro 3.
Aumento de peso (kg) recomendado de acuerdo con el peso previo al embarazo

Semanas de gestación	mínimo	deseado	máximo	mínimo	deseado	máximo	mínimo	deseado	máximo
	bajo peso	bajo peso	bajo peso	normopeso	normopeso	normopeso	sobrepeso	sobrepeso	sobrepeso
4	0	0.25	0.5	0	0.3	0.6	0	0.15	0.3
8	0	0.85	1.7	0	0.45	0.9	0	0.3	0.6
12	0	1.0	2.0	0	0.75	1.5	0	0.4	0.8
14	0	1.2	2.4	0	0.85	1.7	0	0.45	0.9
16	0.9	1.35	3.6	0.9	1.8	2.7	0.6	1.2	1.8
20	3.0	4.5	6.0	2.7	3.8	4.8	1.5	1.05	3.6
24	4.5	6.3	8.1	4.2	5.8	7.2	2.7	3.9	5.1
28	5.6	8.2	10.8	6.0	7.8	9.0	3.6	5.1	6.6
32	8.4	10.8	13.2	7.8	9.8	11.4	4.8	5.5	8.1
36	10.8	13.2	15.6	9.4	11.8	13.5	5.7	7.9	9.6
40	12.6	14.3	18.0	10.8	13.8	15.6	6.6	8.9	11.1

Gráfica 1. Velocidad esperada de ganancia de peso
para gestantes según su peso previo al embarazo

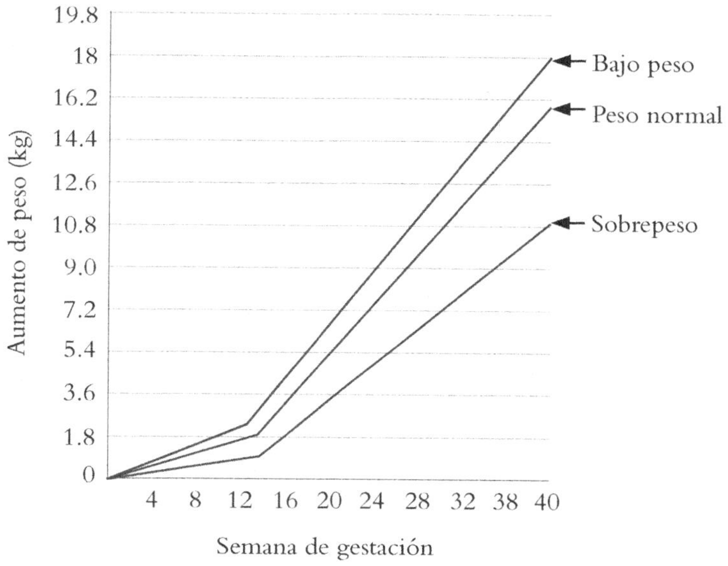

EVALUACIÓN DEL ESTADO DE NUTRICIÓN DURANTE EL EMBARAZO

Uno de los aspectos más importantes del control prenatal es la evaluación, diagnóstico y seguimiento del estado de nutrición de la mujer. La evaluación del estado de nutrición califica si la digestión, absorción y metabolismo de los nutrimentos es adecuado para las necesidades del organismo; en general tiene tres objetivos:

1. Establecer el diagnóstico y objetivos de tratamiento.
2. Realizar la planeación dietética y fijar metas nutricionales.
3. Monitorear el seguimiento y corregir el plan de alimentación si es necesario.

Existen cuatro tipos básicos de indicadores que en conjunto establecen el diagnóstico del estado de nutrición: clínicos, dietéticos, antropométricos y bioquímicos. La interpretación conjunta de los cuatro indicadores permitirá realizar una evaluación del estado de nutrición acertada.

Evaluación clínica

La evaluación clínica permite detectar signos y síntomas asociados con alteraciones de la nutrición a través del interrogatorio y la exploración física, que incluye la inspección, palpación, percusión y auscultación. Hay que recordar que los signos son los parámetros que detecta el profesional de la salud y los síntomas son las manifestaciones que reporta el paciente. Al recabar los datos debe utilizarse un formato de historia clínico-nutricia que permita identificar de manera ordenada e inmediata los que conciernen a la evolución de la gestante desde la primera consulta. Cabe recalcar que lo ideal es que se haga un seguimiento clínico-nutricio a la mujer desde antes del embarazo y hasta el final de la lactancia, aunque en la mayoría de los casos la intervención nutricia comienza cuando el embarazo ya se encuentra en etapas avanzadas, pero esto no es impedimento para llevar a cabo una acertada evaluación del estado de nutrición y prevenir complicaciones hasta el final de la gestación.

Cada profesional de la nutrición maneja su propio formato de historia clínico-nutricia, que en general contiene al menos los siguientes apartados: datos personales, antecedentes familiares, antecedentes patológicos y no patológicos, historia gineco-obstétrica, evaluación dietética, evaluación bioquímica y evaluación antropométrica. A continuación revisaremos los tipos de evaluación que incluye esta historia clínica.

Evaluación dietética

En todos es esencial la evaluación e intervención dietéticas, pero en las mujeres embarazadas es aún más importante porque la nutrición durante la gestación es decisiva para el desarrollo del producto. Como en cualquier paciente, el consumo de alimentos de las mujeres embarazadas puede evaluarse con respecto a su calidad y cantidad a través de encuestas dietéticas. Los instrumentos más utilizados para este fin son el *Recordatorio de 24 horas* para determinar la cantidad consumida y la evaluación de *Frecuencia de alimentos* para determinar la calidad de la dieta. El *Registro de tres a siete* días es más útil en cuanto a la información que arroja, ya que determina la cantidad, pero también la calidad de la alimentación; tiene el inconveniente de requerir cooperación del paciente, quien debe acudir a numerosas consultas y proporcionar información durante toda la gestación, lo que puede resultar engorroso por lo que se suele abandonar. Lo mismo pasa con la historia dietética, que integra el recordatorio de 24 horas, el registro de tres días y la frecuencia de consumo. Otro instrumento de medición es el *Registro por pesada*, pero debido a su complejidad solo es útil en caso de que la gestante esté hospitalizada.

De acuerdo con el tipo de instrumento que se utilice es posible determinar si la ingesta de energía y nutrimentos es adecuada o inadecuada en cantidad o calidad. Si es adecuada solo será necesario continuar el seguimiento médico y nutricional, pero en caso contrario se debe intervenir de inmediato y monitorear los resultados. La intervención dietética debe realizarse de acuerdo con lo revisado en el capítulo 1: "Nutrición en el embarazo".

A través de la evaluación dietética pueden detectarse deficiencias en el consumo de uno o varios nutrimentos, que deberán corregirse a través de la ingesta dietética. Si la gestante requiere seguir un régimen dietético especial, en el que se elimine el consumo de algún nutrimento, entonces este deberá suplementarse.

Es importante considerar que todos los métodos implican error de medición, sobre todo si requieren la memoria del paciente, ya que este puede subestimar o sobreestimar la ingesta real. Aunque no es posible minimizar por completo los errores, la interpretación de varios instrumentos a la vez puede arrojar resultados más certeros.

Evaluación bioquímica

La determinación de los niveles circulantes en plasma o suero es el recurso más utilizado para evaluar si un nutrimento se encuentra en el organismo en cantidades adecuadas. La evaluación de parámetros bioquímicos complementa la evaluación dietética, ya que la decisión de indicar la suplementación de uno o varios nutrimentos debe corresponder tanto con la ingesta dietética como con los niveles plasmáticos. En el caso de mujeres embarazadas es necesario tomar en cuenta la hemodilución al momento de interpretar los resultados (Costantine, 2014).

Además de la curva de tolerancia a la glucosa para descartar diabetes gestacional (tema que se trata más adelante), las mujeres embarazadas deben someterse a revisiones periódicas de calcio, hierro, ferritina, transferrina, sodio, potasio, cloruro y magnesio al menos tres veces durante la gestación, una en cada trimestre. La primera evaluación debe realizarse entre la semana siete y la 17, la segunda entre la semana 24 y la 28, y la tercera entre la semana 34 y la 38. Estas mediciones se realizan en sangre, a diferencia del yodo, que se descubre en la orina y el análisis hay que realizarlo solo una vez en cualquier momento de la gestación. El cuadro 4 muestra los valores de referencia para estos parámetros. Hay que tener en cuenta que los parámetros de referencia que deben interpretarse en la práctica son los que especifica cada laboratorio, ya que estos valores están sujetos a las diferencias en los equipos que se utilicen.

Cuadro 4.
Valores de referencia para biomarcadores nutricionales
durante el embarazo

Nutrimento	Semanas de gestación	Valores de referencia
Calcio (mmol/L)	7-17	2.18-2.57
	24-28	2.04-2.40
	34-38	2.04-2.41
Hierro (µmol/L)	7-17	8.7-37
	24-28	8.0-50
	34-38	7.6-34.5
Ferritina (µg/L)	7-17	7.1-106.4
	24-28	3.8-49.8
	34-38	4.8-43.5
Transferrina (g/L)	7-17	1.92-3.85
	24-28	2.72-4.36
	34-38	2.88-5.12
Sodio (mmol/L)	7-17	133.2-140.5
	24-28	129.2-139.3
	34-38	127-140.2
Potasio (mmol/L)	7-17	3.24-4.86
	24-28	3.27-4.62
	34-38	3.32-5.09
Cloruro (mmol/L)	7-17	100-107
	24-28	99-108
	34-38	97-109
Magnesio (mmol/L)	7-17	0.70-34.5
	24-28	0.63-0.91
	34-38	0.57-0.87
Yodo urinario (µg/L)	0-40	150-249
Triglicéridos (mmol/L)	7-17	0.55-3.08
	24-28	1.09-3.63
	34-38	1.62-5.12

Fuente: Basado en Brown (2014, 131 p.).

Evaluación antropométrica

Debido a los cambios morfológicos durante la gestación, los indicadores antropométricos útiles durante el embarazo son diferentes de los que se aplican en el resto de los estados fisiológicos (Casanueva *et al.*, 2001, 131-138 pp.).

- Aumento de peso de la gestante.
- Área muscular braquial de la gestante.
- Fondo uterino.
- Crecimiento intrauterino.

A continuación se revisan estos indicadores y, para su mejor comprensión, se incluye un ejemplo: Mujer que hoy se encuentra en su semana 16 de gestación con 64 kg de peso (59 kg de peso pregestacional), 13 mm de pliegue tricipital, circunferencia braquial de 25 cm y una altura de fondo uterino de 17 cm. Es importante aclarar que en este libro no se describen las técnicas de medición, sino los procedimientos que son propios para las mujeres embarazadas.

Aumento de peso de la gestante. Dado que el peso de la mujer embarazada obedece a diversos factores y no solo al aumento de grasa corporal el IMC interpretado de manera habitual no es útil para el seguimiento durante el embarazo. El peso de la mujer es el mejor dato que predice el peso del bebé, razón por la cual es el parámetro de mayor importancia en las consultas médicas durante la gestación. El procedimiento para determinarlo es muy sencillo:

1. Medición del peso con una báscula calibrada.
2. Comparación del peso registrado contra las tablas disponibles de aumento de peso. Existen diversos tipos de tablas y gráficas, pero para la población mexicana conviene utilizar la que se muestra en la gráfica 2, ya que clasifica el peso al inicio del embarazo en bajo peso, normopeso, sobrepeso y obesidad en la misma gráfica.

Sigamos el ejemplo anterior: una vez medido y registrado el peso de una mujer de 32 años y 162 cm de estatura, con 59 kg al inicio de su embarazo, y que hoy se encuentra en la semana 16 de gestación, con 64 kg, se debe calcular el porcentaje de aumento de peso desde el inicio del embarazo, que en este caso resulta de 108.4 por ciento, puesto que la mujer ha aumentado 5 kg, que representan 8.4 por ciento de 59 kg. Dado que se trata de una mujer que inició su embarazo con normopeso, el resultado debe ubicarse en la sección B de la gráfica, que indica que en esta semana el peso de la mujer debe ser entre 98 y 113 por ciento, es decir, entre 57.8 y 66.6 kg. Si bien es cierto que el resultado se encuentra dentro de los rangos normales, es necesario tomar en cuenta que se acerca al límite superior. Si se tratara de una mujer con sobrepeso al inicio del embarazo, entonces el resultado debería ubicarse en la sección C de la gráfica, lo mismo para bajo peso u obesidad al inicio del embarazo, casos que deben interpretarse en la sección A y D, respectivamente. Cabe destacar que, por tratarse de porcentaje, el resultado será el mismo si se mide en kilogramos o en kg/m², como indica la propia gráfica.

Gráfica 2. Interpretación del porcentaje de aumento
de peso de la mujer embarazada

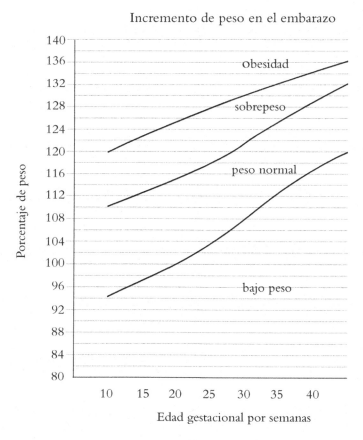

Fuente: Brenes-Madrigal *et al.* (2010, 69-79 pp.).

Área muscular del brazo. Como mencionamos, la morfología de la mujer experimenta cambios durante el desarrollo del embarazo, por lo cual es prácticamente inútil determinar el porcentaje de grasa corporal, ya que la acumulación del tejido adiposo en esta etapa de la vida es diferente con respecto a un estado libre de embarazo.

En condiciones ideales, las extremidades superiores no presentan aumento del tejido adiposo (ya que la acumulación típica corresponde a las caderas y los muslos), se considera que el área muscular braquial es un indicador útil para monitorear la ganancia de peso adecuada. Se mide así:

1. Determinación del pliegue tricipital (PT).
2. Determinación de la circunferencia braquial (CB).
3. Determinación del área muscular braquial (AMB mm^2) = [CB mm − (pi × PT mm)]^2 / (pi × 4)
4. Comparación en tablas.

Ejemplo: la misma mujer de 32 años tiene un pliegue tricipital de 13 mm y una circunferencia braquial de 25 cm. Estos valores se sustituyen en la fórmula y dan como resultado un área muscular braquial de 3 483.11 mm^2:

$$
\begin{aligned}
(\text{AMB mm}^2) &= [\text{CB mm} - (\text{pi} \times \text{PT mm})]^2 / (\text{pi} \times 4) \\
&= [250 \text{ mm} - (3.1416 \times 13 \text{ mm})]^2 / (3.1416 \times 4) \\
&= [250 \text{ mm} - (40.84 \text{ mm})]^2 / 12.56 \\
&= (209.16 \text{ mm})^2 / 12.56 \\
&= 43747.90 \text{ mm}^2 / 12.56 \\
&= 3483.11 \text{ mm}^2
\end{aligned}
$$

Se recomienda evaluar el resultado como porcentaje de la mediana (percentiles). El resultado no debe ser diferente en mujeres embarazadas, por lo que puede utilizarse una tabla para la población general. El cuadro 5 muestra la interpretación del área muscular braquial para mujeres en edad reproductiva; en ella los 3 483.11 mm^2 de área muscular braquial deben ubicarse en la fila del grupo de edad de 25-34 años y en la columna en que más se acerque al resultado obtenido, que en este caso es el percentil 50, lo que significa que esta mujer se encuentra en óptimas condiciones para este indicador y así debe permanecer a lo largo del embarazo.

Cuadro 5.
Percentiles de área muscular braquial para mujeres en edad fértil

Edad (años)	AMB (mm²)		
	P5	P50	P75
11	1 784	2 612	3 953
12	2 092	2 904	3 847
Edad (años)	AMB (mm²)		
	P5	P50	P75
13	2 269	3 130	4 568
14	2 418	3 220	4 850
15	2 426	3 248	4 756
16	2 308	3 248	4 946
17	2 442	3 336	5 251
18	2 398	3 243	4 767
19-24	2 538	3 406	4 970
25-34	2 661	3 573	5 541
35-44	2 750	3 783	5 877
45-54	2 784	3 858	5 964

Fuente: Ávila y Tejero citados en Casanueva *et al.* (2001, 620 p.).

Altura del fondo uterino. La altura del fondo uterino es un indicador del tamaño del feto, y se recomienda medir con la mayor frecuencia posible para monitorear el crecimiento adecuado. Hay que recordar que antes de las 12 semanas el tamaño del producto es tan pequeño que el crecimiento del útero es prácticamente imperceptible; se recomienda realizar esta medición a partir de la semana 13 de gestación. Para realizar la medición:

1. Ubicar la parte más baja del útero (figura 5).
2. Ubicar la parte más alta del útero.
3. Medición en centímetros de la distancia entre la parte más baja del útero y la más alta.
4. Comparación con la gráfica 3 (página 42).

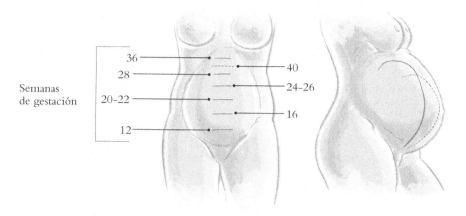

Semanas de gestación

36 — 40

28 — 24-26

20-22 — 16

12

Figura 5. Medición de la altura del fondo uterino.

Así, la altura del fondo uterino de la misma mujer de 16 semanas de gestación es de 17 cm, lo que la ubica en el percentil 90 de la gráfica 3. Si bien el resultado es el límite superior antes de determinar hipertrofia, el límite es consistente con su aumento de peso, que también se encuentra cerca del límite superior. Este representa un aumento ligeramente mayor a lo esperado, por lo que debe establecerse un seguimiento estrecho de la paciente a fin de controlar la velocidad del aumento de peso y asegurar que la gestación continúe dentro de los parámetros normales, de lo contrario el producto podría alcanzar un peso macrosómico. Es importante aclarar que durante el embarazo no se debe perder peso porque esto afectaría el desarrollo del producto, pero sí se puede y debe controlar la velocidad de la ganancia subsecuente. Este tema se tratará con detalle más adelante.

Peso fetal. El peso del feto es el mejor indicador del estado de salud de la madre y del producto; es recomendable monitorearlo a partir de la semana 24, cuando los periodos críticos ya han ocurrido. El peso del bebé se mide a través de la ecografía, estudio que considera la longitud del fémur, el diámetro del cráneo, el perímetro cefálico y el perímetro abdominal. Estas medidas se incluyen en fórmulas matemáticas que dan como resultado un peso fetal estimado. Es importante considerar que esta estimación es susceptible de errores, puesto que en realidad no se pesa el feto, sino que se miden algunas partes de su cuerpo y los resultados se hacen corresponder con un peso calculado. Siempre que se cuente con equipo estandarizado, el margen de error de este método es de 10 por ciento, que para los fetos de 2000 gramos representa una variación de ±200 gramos, y en la práctica carece de significancia. Pero para un feto que pesa 4000 gramos un error de 10 por ciento significa una variación de hasta ±400 gramos, es decir que podría determinarse un peso de 3.6 kilogramos (tamaño normal y deseado) o uno de 4.4 kilogramos, que significa macrosomía con posibles complicaciones durante el parto. En todo caso, cuanto mayor sea la frecuencia de medición, más acertado será el seguimiento y la corrección será oportuna.

Gráfica 3. Interpretación de la altura del fondo uterino
a partir de la semana 13 de gestación

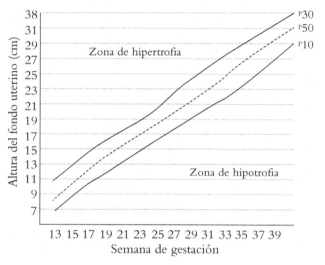

Fuente: DOF (1995).

Una vez calculado el peso fetal, el resultado debe ubicarse en las coordenadas que correspondan a la semana de gestación en el eje x y al peso calculado en el eje y, en cualquiera de las dos gráficas, 4A y 4B.

En nuestro ejemplo de la mujer que tiene 16 semanas de gestación, hay que recordar que en ella no será posible la interpretación de este parámetro, puesto que su mayor utilidad y relevancia inicia en la semana 24 de gestación, tal como se muestra en las gráficas. Supongamos que esta misma mujer se encuentra en la semana 25 de gestación y el peso de su producto resulta en 1500 gramos. De acuerdo con ambas opciones de la gráfica este resultado cae por encima del percentil 90, lo que quiere decir que se trata de un producto grande para la edad gestacional. Esto podría sugerir que los parámetros determinados en la semana 16 no fueron corregidos y dieron como resultado un producto con mayor peso que el deseado. Una intervención realizada en la semana 16 de la gestación daría como resultado un producto de tamaño apropiado para la edad gestacional. Sin embargo siempre es un buen momento para corregir y prevenir complicaciones.

Gráfica 4A. Crecimiento y desarrollo intrauterinos

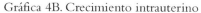

Semana de gestación

Gráfica 4B. Crecimiento intrauterino

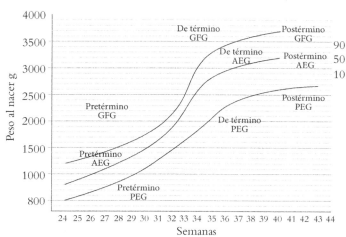

PEG-Pequeño para edad gestacional
AEG-Adecuado para edad gestacional
GEG-Grande para edad gestacional

Fuente: DOF (1995).

NUTRICIÓN DE LA MUJER EMBARAZADA

Durante el embarazo es indispensable seguir una dieta que asegure el óptimo desarrollo fetal y la salud materna. El producto depende del aporte materno para la obtención de algunos nutrimentos, puesto que es incapaz de obtenerlos todos por sí mismo. Además, la madre debe acumular reservas energéticas para el momento del parto y para el inicio de la lactancia.

Entre los cambios en el cuerpo de la mujer gestante podemos observar los siguientes: el útero y los músculos adyacentes aumentan de tamaño y fuerza, el volumen sanguíneo se incrementa entre 30 y 50 por ciento para el transporte de nutrimentos adicionales, las articulaciones se hacen más flexibles para facilitar el parto, los pies se hinchan a causa del estrógeno que retiene agua y prepara el útero para el parto, los senos se agrandan en preparación para la lactancia y las hormonas influyen en el estado de ánimo general.

Estos cambios son necesarios y contundentes, pero la mujer puede prepararse para ellos mediante una alimentación correcta y un estilo de vida saludable, considerando las siguientes recomendaciones:

- Aumentar de peso de acuerdo con la velocidad recomendada. El aumento de peso durante el embarazo es el principal indicador de salud de la madre y del producto. Es importante monitorear a la gestante de acuerdo con su clasificación de IMC para evitar interpretaciones erróneas y, con ello, un desarrollo inadecuado del embarazo derivado de una ganancia excesiva o deficiente de peso.
- Adecuar la ingesta calórica. El requerimiento energético debe ser individualizado para cada mujer a fin de asegurar una ganancia óptima de peso.
- Realizar actividad física rutinaria. La actividad física aporta importantes beneficios para todas las mujeres embarazadas, ya que incrementa la oxigenación, que favorece la vascularización de la placenta, lo cual beneficia el intercambio de nutrimentos y gases entre la madre y el producto. Los embarazos que cursan con normalidad permiten una actividad física moderada (20 por ciento del VET), equivalente a una caminata diaria de una hora a una velocidad que permita platicar sin requerir oxigenación extra.
- Monitoreo de indicadores bioquímicos. Todas las mujeres embarazadas requieren un monitoreo de indicadores bioquímicos durante el embarazo para confirmar la normalidad de los parámetros nutrimentales, sobre todo si están sometidas a seguimientos estrechos, como es el caso

de las mujeres con bajo peso, sobrepeso u obesidad, o con cirugía bariátrica.

El profesional a cargo del tratamiento nutricional de la mujer embarazada debe apegarse a los criterios de promoción y educación para la salud en materia alimentaria que establecen las Normas Oficiales Mexicanas 043-SSA2-2012 (DOF, 2013) y 007-SSA2-1993 (DOF, 1995).

Requerimientos de energía y nutrimentos de la mujer embarazada

El embarazo es un estado anabólico que requiere cambios importantes en el metabolismo para asegurar el aporte de energía y nutrimentos al producto. Para ello la madre debe incrementar sus propias reservas durante los primeros meses, de manera que, hacia el final del embarazo, cuando este es más demandante, pueda hacer frente a las necesidades derivadas del producto en crecimiento.

Desde la concepción y hasta el nacimiento todos los órganos y tejidos del producto se desarrollan a partir de los nutrimentos que la madre ingiere o que tiene en reserva. El metabolismo materno debe satisfacer las demandas energéticas del crecimiento del feto, además de las propias, por eso los requerimientos durante el embarazo son tan elevados. Para cubrir las demandas de la gestación el organismo responde mediante mecanismos exógenos y endógenos que incluyen una mayor ingesta y una mayor absorción de nutrimentos.

Requerimientos de energía

Dado que, para la semana 20 de gestación el peso del feto representa solo 15 por ciento del que alcanzará al momento del parto, las necesidades energéticas de la dinámica placentaria son limitadas durante la primera mitad del embarazo, y el organismo materno se encuentra en una etapa anabólica. Conforme avanza la gestación, la cantidad de energía aportada a la dinámica placentaria aumenta y la energía almacenada disminuye, por lo que la segunda parte del embarazo es un estado catabólico para la madre, sobre todo a partir de la semana 30.

El requerimiento energético de cualquier individuo, en cualquier momento de la vida, está relacionado directamente con el gasto. Si durante la gestación el aporte de energía es mayor al requerido habrá una acumulación de tejido adiposo; por el contrario, si el aporte energético es menor que el requerido se producirá una movilización de reservas de grasa corporal. Por lo tanto es recomendable realizar el cálculo tomando como base el requerimiento de la mujer como si no estuviera embarazada, y añadir las cantidades energéticas y nutrimentales que supone el estado fisiológico a lo largo de la gestación.

El gasto energético se compone de tres factores principales: el gasto basal, el efecto termogénico de los alimentos (ETA) y la actividad física. El gasto basal es el causado por los procesos vitales involuntarios, como la respiración y las reacciones metabólicas que durante el embarazo se ven incrementadas por la síntesis de nuevos tejidos, así como el crecimiento uterino y placentario, y las adaptaciones en los diferentes sistemas desde el inicio del embarazo.

El incremento en el número y velocidad de las diversas reacciones orgánicas se traduce en el aumento en la tasa metabólica basal, y significa que tan solo los procesos derivados de la gestación implican un gasto aproximado de 75 000 kcal a lo largo de las 40 semanas. Considerando que la primera parte del embarazo supone una actividad menor que la segunda, así como los respectivos procesos de anabolismo y catabolismo, el aporte energético debe aumentarse en 300 kcal durante el segundo trimestre y 500 kcal en el tercer trimestre. Durante el primer trimestre deben permanecer sin modificación, tal como se muestra en el cuadro 6.

Existen discrepancias en el total de energía requerida por la gestación (Butte y King, 2005), así como en su distribución; por ejemplo, algunos autores proponen aumentar un promedio de 100 kcal durante el primer trimestre, 250 durante el segundo y 450 durante el tercero. También mencionan que el gasto energético total es de 68 000 y no de 75 000 kcal. La decisión que tome el profesional de la nutrición dependerá de los depósitos maternos con que la mujer empiece el embarazo, así como del seguimiento a lo largo del mismo, tema que se tratará más adelante. En este libro se asume la distribución que se especifica en el cuadro 7 (página 48).

Hay muchas fórmulas para calcular el gasto metabólico basal; la que más se utiliza es la de Harris-Benedict (1918), aunque el profesional de la nutrición debe decidir cuál y por qué es la más adecuada para cada paciente (Madden *et al.*, 2016). En cualquier caso se recomienda considerar el peso ideal de la mujer al momento de la concepción para llevar un mejor control del peso ganado. Así, para las mujeres que inician el embarazo con bajo peso, el cálculo de energía con peso ideal supondrá un aumento *per se*, así como una restricción sutil para aquellas que empiezan con sobrepeso, y una restricción más agresiva para las que presentan obesidad, caso en que la ganancia de peso recomendable es únicamente de 6.8 a 7 kg a lo largo del embarazo. Siempre se deben evitar cambios de peso bruscos durante la gestación porque puedan afectar el desarrollo del producto. Es necesario considerar también que la ecuación descrita por Harris-Benedict implica la adición de 10 por ciento sobre el gasto metabólico basal, así como de 10 a 30 por ciento causado por la actividad física, que es el componente más variable del gasto energético. A menos que las indicaciones médicas digan algo diferente, es razonable adicionar 20 por ciento por actividad física (cuadro 6).

Cuadro 6.
Requerimientos adicionales de energía durante el embarazo

Edad gestacional	Energía adicional con respecto al estado previo al embarazo
Primer trimestre	0
Segundo trimestre	300
Tercer trimestre	500

Según nuestro ejemplo anterior, que considera a una mujer de 32 años y 162 cm de estatura con 59 kg de peso corporal al inicio de su embarazo, con la fórmula de Harris-Benedict su requerimiento de energía basal (GEB) sería de:

$$\text{GEB} = 655 + (9.56 \times 56.4 \text{ kg}) + (1.85 \times 162 \text{ cm}) - (4.68 \times 32 \text{ años})$$
$$= 1368.98 \text{ kcal/día}$$

Este requerimiento se calculó sobre 59 kg, por ser su peso pregestacional. A estas 1 368.98 kcal/día deben agregarse 300 kcal/día a partir del segundo trimestre y 500 kcal/día a partir del tercero. También debe sumarse 20 por ciento para actividad física y posteriormente 10 por ciento al considerar el efecto termogénico de los alimentos. El cuadro 7 muestra tanto el gasto energético basal como el gasto energético total para la mujer de este ejemplo.

Cuadro 7.
Aumento en el requerimiento de energía durante el embarazo
de una mujer de 32 años y 162 cm de estatura

Edad gestacional	Requerimiento de energía basal (kcal/día)	Requerimiento de energía total (kcal/día)
Previo al embarazo	1 368.98	1 807.05
Primer trimestre	1 368.98 + 0 = 1 368.98	1 807.05
Edad gestacional	Requerimiento de energía basal (kcal/día)	Requerimiento de energía total (kcal/día)
Segundo trimestre	1 368.98 + 300 = 1 668.98	2 203.05
Tercer trimestre	1 368.98 + 500 = 1 868.98	2 467.05

En el caso de mujeres que inician con sobrepeso, obesidad o bajo peso es necesario considerar otro ajuste para controlar la ganancia de masa grasa, que es el único de los componentes del aumento de peso durante el embarazo que se puede, y debe, controlar de manera voluntaria.

Si una mujer inicia su embarazo teniendo bajo peso, es necesario agregar 90 kcal más de las que se consideran para las mujeres con normopeso en cada trimestre. Para las que inician con sobrepeso conviene aumentar solo 300 kcal/día a partir del tercer trimestre, y para las que inician con obesidad es recomendable evitar cualquier aumento de energía, como se muestra en el cuadro 8. De esta forma se asegura un óptimo crecimiento del producto sin afectar el estado de salud de la gestante.

Cuadro 8.
Energía adicional con respecto al requerimiento
previo al embarazo de acuerdo con la clasificación de IMC

Edad gestacional	Normopeso 18.5-24.9 kg/m²	Bajo peso <18.5 kg/m²	Sobrepeso 25-29.9 kg/m²	Obesidad >30 kg/m²
Primer trimestre	0	90	0	0
Segundo trimestre	300	390	0	0
Tercer trimestre	500	590	300	0

Otra forma de lograr el ajuste es calcular el requerimiento de energía con el peso actual, en lugar del ideal, para prevenir cambios bruscos que puedan afectar el desarrollo del producto. Sin embargo, es necesario considerar que esta estrategia es útil cuando la mujer presenta un IMC cercano al ideal, de lo contrario se estaría sobrestimando el aporte energético en las mujeres con sobrepeso y subestimando en aquellas con bajo peso. En cualquier caso, el seguimiento estrecho a través de la evaluación del estado de nutrición es indispensable para identificar oportunamente la necesidad de ajustes: lo más importante es evitar la pérdida de peso, pero también la ganancia excesiva.

Las estimaciones energéticas para la mujer gestante consideran los requerimientos aumentados de proteínas, lípidos e hidratos de carbono necesarios para la síntesis de los tejidos fetales y el mantenimiento de los maternos. El aumento en el requerimiento energético implica un mayor aporte de todos los nutrimentos, cada uno de los cuales desempeña un rol específico en el proceso de la gestación, por lo que su requerimiento no aumenta de forma uniforme a lo largo del proceso, ni equitativamente con el resto de los nutrimentos.

Requerimientos de proteínas

Por sus funciones de crecimiento y reparación, equilibrio hídrico, transporte de nutrimentos, reacciones enzimáticas, sistema inmune, producción de hormonas y regulación ácido-base, un aporte adecuado de proteínas y aminoácidos durante el embarazo es primordial, sobre todo para la formación de la estructura placentaria. Se estima que estos tejidos implican un depósito de 925 g de proteínas a lo largo de la gestación, 60 de los cuales se utilizan durante los primeros 15 días de gestación (Brown, 2014). En este periodo los niveles aumentados de insulina favorecen la formación de proteínas y disminuyen la proteólisis, reduciendo también los niveles de nitrógeno ureico.

El aumento de 11 gramos por día a partir del segundo trimestre del embarazo, y hasta el momento del parto, asegura la cobertura de estos requerimientos, por ejemplo: en la misma dieta de 1 807.05 kcal/día con una distribución proteica de 15 por ciento (que es la recomendación general en cualquier estado fisiológico clínicamente sano), el requerimiento de proteína resulta en 67.7 g/día, entonces: durante el primer trimestre la prescripción será de 67.7 g/día, mientras que durante el segundo y el tercer trimestres la prescripción será de 78.7 g/día, dado que es el porcentaje de distribución lo que variará con respecto al requerimiento previo al embarazo. En el cuadro 9 se detalla este ejemplo, en el cual el porcentaje de distribución con respecto al valor energético total disminuye considerablemente en el tercer trimestre de gestación.

Cuadro 9.
Aporte de proteínas durante el embarazo
de una mujer de 32 años y 162 cm de estatura

Edad gestacional	Requerimiento de proteínas (g/día)	Porcentaje de distribución
Previo al embarazo	67.7	$(67.7 \text{ g} \times 4 \text{ kcal})/1\ 807.05 \text{ kcal} = 15\%$
Primer trimestre	67.7	$(67.7 \text{ g} \times 4 \text{ kcal})/1\ 807.05 \text{ kcal} = 15\%$
Segundo trimestre	78.7	$(78.7 \text{ g} \times 4 \text{ kcal})/2\ 203.05 \text{ kcal} = 14.3\%$
Tercer trimestre	78.7	$(78.7 \text{ g} \times 4 \text{ kcal})/2\ 467.05 \text{ kcal} = 12.7\%$

El requerimiento de proteínas es proporcionalmente mayor en el primero y segundo trimestres de embarazo, mientras que en el tercero disminuye por debajo del requerimiento previo al embarazo, debido a que durante el primero y el segundo trimestres el número de células del producto se duplica una vez cada 24 horas, pero durante las últimas 10 semanas se duplica solo una vez.

Es importante asegurar que el aporte se cubra con proteínas tanto de origen animal como vegetal, de manera que se disponga de todos los aminoácidos esenciales para la síntesis de nuevas proteínas.

Requerimiento de lípidos

Durante las etapas iniciales de la gestación, los estrógenos, la progesterona y la insulina provocan que el organismo de la mujer se comporte de manera anabólica, con un aumento en la producción hepática de triglicéridos y disminución de la lipólisis, lo que resulta en el incremento de los depósitos de grasa corporal. En la segunda parte del embarazo el lactógeno placentario induce el efecto contrario, aumentando sus niveles conforme se acerca el parto. Este efecto se traduce en un aumento en la lipólisis y movilización de las reservas grasas hacia la circulación, lo que provoca aumento de ácidos grasos y glicerol circulantes que se utilizan como fuente de energía materna y así se reservan la glucosa y los aminoácidos para el metabolismo fetal. El último trimestre es la fase de mayor catabolismo.

Estos cambios permiten a la madre almacenar energía durante la primera parte del embarazo para los altos requerimientos de la última etapa. Como consecuencia de estos cambios, el perfil de lípidos muestra alteraciones en el embarazo: el colesterol total aumenta moderadamente, y los triglicéridos plasmáticos aumentan de manera más drástica. Tanto los triglicéridos como las lipoproteínas de muy baja densidad (compuestas en 50 por ciento de triglicéridos hepáticos) se relacionan con preeclampsia y diabetes gestacional. Es importante tener en cuenta estos cambios para evitar interpretaciones erróneas que lleven al profesional de la salud a tomar decisiones que afecten el estado de nutrición de la mujer embarazada.

En cualquier estado fisiológico clínicamente sano, el aporte de lípidos debe ser siempre entre 25 y 30 por ciento, este último es el más recomendable durante el embarazo, aunque puede modificarse a 25 por ciento si es necesario. Cualquiera que sea el aporte, este debe incluir grasas monoinsaturadas y poliinsaturadas. Los ácidos grasos poliinsaturados son importantes para las señales hormonales, actividad de los receptores y expresión genética, lo que los vuelve indispensables desde la formación de la placenta hasta el final de la gestación. Si bien las grasas saturadas se relacionan con problemas de origen cardiovascular, los alimentos que las contienen deben ser incluidos también en la dieta; dichas grasas no deben eliminarse de la prescripción dietética.

Es importante considerar que, a excepción del linoleico y el linolénico, el cuerpo humano es capaz de sintetizar todos los ácidos grasos y el colesterol que requiere, por lo que no es necesario suplementarlos en la dieta. El ácido linoleico (omega 6) es precursor del ácido araquidónico, mientras que el linolénico (omega 3) es precursor de los ácidos eicosapentaenoico y docosahexaenoico; todos indispensables como precursores de prostaglandinas, tromboxanos, leucotrienos y otros eicosanoides que participan en la coagulación de la sangre, en la respuesta inmunitaria y en la respuesta inflamatoria. Estas funciones las reconocemos clínicamente a través del adecuado desarrollo y funcionamiento cerebral, así como de la salud cardiovascular.

La transferencia placentaria del ácido docosahexaenoico (omega 3) de la madre hacia el feto tiene preferencia sobre otros ácidos de la cadena de los omega 6, lo que aumenta el riesgo de deficiencia de ácidos grasos omega 3 en la gestante. Además, los ácidos grasos eicosapentaenoico y docosahexaenoico son los únicos que pueden atravesar la barrera hematoencefálica sin dificultad, lo que potencia el riesgo de deficiencia materna. Los ácidos docosahexaenoico y araquidónico, necesarios para la formación de la estructura placentaria, provienen de los depósitos maternos, por lo que la falta de ácidos grasos omega 3 y 6, o sus derivados, durante los primeros días de la gestación podría resultar en una vascularización placentaria deficiente. De hecho, la deficiencia de ácidos grasos omega 3 y 6 se relaciona de manera directa con el bajo peso al nacer y con el embarazo pretérmino, sobre todo en embarazos de mujeres multíparas (Collins *et al.*, 2019). El suministro de 3 por ciento del valor energético total en forma de omega 6, y de 0.5 por ciento en forma de omega 3 asegura un desarrollo adecuado de dichos tejidos sin afectar los depósitos maternos. En la dieta de 1 807.05 kcal/día corresponden a 6 gramos y 1 gramo, respectivamente.

El organismo del feto y del recién nacido es capaz de sintetizar ácidos grasos poliinsaturados de cadena larga, sin embargo, la velocidad de síntesis es todavía limitada e insuficiente para atender las demandas, por lo que conforme avanza la gestación, los depósitos maternos disminuyen y los del feto aumentan, efecto que continúa durante la lactancia.

La madre puede aportar ácidos grasos de cadena larga a partir de las reservas tisulares, la biosíntesis de nuevos ácidos o el aporte dietético. Si la madre recibe un aporte adecuado de precursores omega 3 y 6 en una relación mínima de 6:1, podrá aportar los elementos necesarios para el crecimiento y desarrollo del feto y del lactante. A la inversa, una nutrición inadecuada tanto en cantidad como en calidad podría resultar en el efecto contrario.

El embarazo es un estado que requiere especialmente el aporte de ácidos grasos omega 3 y 6, y como no pueden ser sintetizados por el organismo en cantidades suficientes, es esencial que la dieta asegure el aporte de los alimentos que se muestran en el cuadro 10:

Cuadro 10.
Fuentes de ácidos grasos omega 6 y 3

Fuentes de omega 6	
Ácido linoleico	Aceites vegetales (maíz, cártamo, girasol, soya)
	Grasas de aves
	Frutos secos
	Semillas
Ácido araquidónico	Carne (roja, blanca)
	Huevo
	Ácido linoleico

Fuentes de omega 3	
Ácido linoleico	Aceites (semilla de lino, nuez, germen de trigo, soya)
	Frutos secos
	Semillas
Ácido eicosapentanoico (EPA) y ácido docosahexaenoico (DHA)	Ostras y pescado del Pacífico (caballa, salmón, salmonetes, bacalao negro, pez espada, anchoas, arenque, trucha, sardina, atún)
	Ácido linoleico
	Leche materna (se transfieren de las reservas maternas a la leche)

Nota: Todos los pescados contienen EPA y DHA, pero estos ejemplos dan 1 g por cada 90 g de alimento; el atún aporta menos, pero su consumo habitual hace posible cubrir esta cantidad.
Fuente: Basado en Whitney y Rolfes (2011, 159 p.).

Requerimientos de hidratos de carbono

Los hidratos de carbono son la primera fuente de energía del organismo, por eso su aporte debe ser suficiente para cubrir las demandas de la madre y del producto en formación. Es importante tomar en cuenta que una de las adaptaciones metabólicas de la mujer embarazada es la hiperplasia de células beta que, a través de una mayor secreción de insulina, resulta en una mejor utilización de la glucosa durante la primera mitad del embarazo; durante la segunda mitad se produce un estado de resistencia a la insulina que provoca que las concentraciones de glucosa en sangre se eleven para asegurar que la energía esté disponible de manera inmediata. Por esta razón se dice que durante la gestación el organismo de la mujer se comporta de manera diabetogénica (Zielinska et al., 2016).

Dicha diabetogénesis es independiente de la dieta, por lo que la glucosa que la gestante ingiere se suma a la que ya existe en el torrente sanguíneo. Si esto sucede de manera descontrolada, el resultado será una diabetes gestacional con consecuencias importantes tanto para la madre como para el producto (este tema se tratará más adelante). Por esta razón, el aporte de hidratos de carbono debe ser entre 55 y 60 por ciento, para evitar un aporte de más de 10 por ciento del valor energético total a partir de azúcares dulces (diferentes de las frutas). Otra de las adaptaciones metabólicas del embarazo es la disminución en la motilidad intestinal causada por la progesterona, por lo que es importante señalar que deben incluirse al menos 25 gramos de fibra diariamente para disminuir las molestias por estreñimiento conforme avanza el embarazo, debido en parte a que el feto se estrecha contra los órganos intestinales.

Hemos determinado ya el aporte diario de proteínas y lípidos para la mujer embarazada; el resto del valor energético total será cubierto por los hidratos de carbono, como se muestra en el cuadro 11, que detalla el aporte de todos los macronutrimentos para la mujer de nuestro ejemplo.

Cuadro 11.
Distribución de macronutrimentos durante el embarazo
para una mujer de 32 años y 162 cm de estatura

Nutrimentos	primer trimestre	segundo trimestre	tercer trimestre
Kcal	1 807.05	2 203.05	2 467.05
HCO (carbohidratos)	55%=248.4 g	55.7%=306.7 g	57.3%=157.06 g
Proteínas	15%=67.7 g	14.3%=78.7 g	12.7%=78.7 g
Lípidos	30%=60.2 g	30%=73.4 g	30%=82.2 g

Requerimientos de micronutrimentos

Durante la gestación las necesidades de la mayoría de las vitaminas y minerales se cubren con una dieta correcta. Sin embargo, algunos nutrimentos, como el ácido fólico, hierro y calcio requieren vigilancia y, en muchos casos, suplementación. Las mujeres que inician el embarazo con desnutrición, así como gestantes adolescentes, mujeres con embarazo múltiple y aquellas que cursan con enfermedades que requieren aporte adicional de nutrimentos pueden necesitar suplementación, siempre que esta se haga de manera profesional y responsable.[2] Es importante mencionar que, en México, los suplementos que solo contienen vitaminas y minerales están clasificados como medicamentos y, como tales, únicamente pueden ser prescritos por un médico, quien deberá asegurar el aporte de una dosis adecuada y el

---

[2] Ley General de Salud. Título 10: Alimentos y bebidas no alcohólicas. Capítulo II. Artículo 215, disponible en: https://mexico.justia.com/federales/leyes/ley-general-de-salud/titulo-decimo-segundo/capitulo-ii/

monitoreo constante de los resultados, puesto que los excesos pueden tener resultados tan adversos como las deficiencias.[3]

Hoy se sabe que las vitaminas y los minerales son especialmente importantes durante la gestación, no solo por su función directa sobre la síntesis de los nuevos tejidos, sino también en la programación del estado de salud del niño en su edad adulta. Por ejemplo, se ha observado una relación directa entre las deficiencias de hierro, zinc, cobre y calcio y el desarrollo futuro de diabetes, obesidad, resistencia a la insulina y síndrome metabólico (Black *et al.*, 2013). Además, es bien conocido que la deficiencia prolongada de calcio produce osteoporosis.

La hemodilución hace que la evaluación de las concentraciones adecuadas de vitaminas y minerales en la mujer embarazada sea difícil, ya que muchos de estos nutrimentos tienden a descender conforme avanza la gestación, mientras algunos micronutrimentos permanecen inalterados, debido al aumento en sus proteínas transportadoras.

Diversos estudios realizados en animales demuestran el efecto adverso causado por deficiencias o excesos de micronutrimentos en la formación de la estructura placentaria (Latendresse y Founds, 2015). Asimismo, se ha demostrado que muchos nutrimentos son esenciales para el término exitoso de la gestación.

Junto con el desarrollo acelerado de células en el producto, también aumenta el número de glóbulos rojos en la madre. Para atender estas demandas todos los micronutrimentos son importantes, pero algunos tienen un papel clave para la síntesis del ADN y el crecimiento de las células.

Requerimientos de ácido fólico. El ácido fólico participa en la producción de ADN y ARN, en el desarrollo del sistema inmune y en la producción de glóbulos rojos, lo que lo convierte en un nutrimento de vital importancia durante la formación y el cierre del tubo neural. El requerimiento diario es de 400 µg por día, cantidad difícil de cubrir a través de la dieta, por lo que se recomienda suplementar para asegurar el consumo adecuado y reducir el riesgo de defectos en el tubo neural (Au *et al.*, 2017). Hasta la fecha no se conocen daños por toxicidad de ácido fólico, sin embargo, dosis de 1 000 µg o más pueden enmascarar la deficiencia de vitamina B_{12} (que antecede a la anemia), por lo que se recomienda consumir entre 400 y 700 µg diariamente. En casos de deficiencia extrema, como ocurre con frecuencia en mujeres

---

[3] Ley General de Salud. Capítulo IV. Medicamentos. Artículo 221, disponible en: http://www.salud.gob.mx/unidades/cdi/legis/lgs/index-t12.htm

adolescentes o con bajo peso, la dosis recomendada es de 800 a 1 000 μg. Las dosis mayores a 800 μg solo se surten con receta médica, el resto se pueden adquirir sin prescripción y suelen contener entre 400 y 500 μg por dosis. Los suplementos prenatales, que deben prescribirse solo en casos estrictamente necesarios, como desnutrición y embarazos multifetales, contienen como mínimo 800 μg.

El ácido fólico ingerido se expresa en términos de equivalentes (DFE, por sus siglas en inglés). El que está contenido en los suplementos y alimentos enriquecidos o fortificados es de origen sintético y su absorción es 1.7 veces, es decir, 0.7 veces mayor que el que contienen los alimentos de manera natural (folatos). Para calcular la ingesta total de DFE se aplica la siguiente fórmula:

$$\text{DFE} = \mu\text{g de folatos en los alimentos} + (1.7 \text{ x } \mu\text{g de ácido fólico suplementado, fortificado o enriquecido})$$

El cuadro 12 muestra el contenido de ácido fólico (y folatos) en algunos alimentos. La cantidad de ácido fólico sintético es de 450 μg: 400 en el suplemento y 50 en el cereal enriquecido, mientras que la cantidad de folatos (ácido fólico natural) es de 100 μg: 10 en la pera y 90 en la taza de lechuga. Para calcular la cantidad real absorbida se multiplica 450 × 1.7 y al resultado se le suma la cantidad de folatos:

$$\text{DFE} = 100 \ \mu\text{g} + (1.7 \text{ x } 450 \ \mu\text{g})$$
$$\text{DFE} = 100 \ \mu\text{g} + 765 \ \mu\text{g}$$
$$\text{DFE} = 865 \ \mu\text{g}$$

Es decir, la cantidad real consumida en términos de suplementación de ácido fólico es de 865 μg en estos alimentos.

Cuadro 12.
Aporte de ácido fólico en algunos alimentos

Fuente	*ácido fólico*
Suplemento	400 μg
Cereal enriquecido	50 μg
Pera	10 μg
Lechuga (1 taza)	90 μg

Fuente: Basado en Chávez-Villasana *et al.* (2014).

Requerimiento de vitamina B_{12}. El volumen sanguíneo se incrementa entre 30 y 50 por ciento durante el embarazo y, debido a la hemodilución, es necesario fabricar más glóbulos rojos. La vitamina B_{12} participa en su producción, razón por la que se vuelve indispensable cubrir la cantidad diaria recomendada de 2.6 µg, muy similar a la de mujeres no embarazadas (2.4 µg). Es fácil cubrir este requerimiento a través de los alimentos; por ejemplo, un vaso de leche contiene 1.1 mg. Sin embargo, las mujeres vegetarianas deben suplementar esta vitamina, ya que los alimentos que la contienen son de origen animal: leche, huevo, carne roja y blanca. De manera similar al ácido fólico, la vitamina B_{12} suele añadirse en los cereales de caja.

La deficiencia de vitamina B_{12} se ha relacionado con el riesgo de presentar un parto prematuro y bajo peso al nacer (Rogne *et al.*, 2017). Como ya se mencionó, el ácido fólico en dosis altas (1 mg) puede enmascarar la deficiencia de esta vitamina y desarrollar anemia (Paul y Selhub, 2017).

Requerimiento de hierro. El hierro es indispensable para el transporte de oxígeno a través de los glóbulos rojos, tanto en la gestante como en el producto. El aumento en el volumen de sangre, las pérdidas de sangre durante el parto, y el hecho de que el feto depende de los depósitos de hierro de la madre para acumular reservas hasta los cuatro meses después del nacimiento, incrementa el requerimiento de este mineral a 30 mg diarios a partir del segundo trimestre del embarazo. Durante el primer trimestre el requerimiento es el mismo que en mujeres no embarazadas: 15-20 mg/día. Aunque el organismo trata de adaptarse a dichos cambios mediante el cese de la menstruación y el aumento de transferrina, es recomendable la suplementación con 30 mg de hierro en todas las mujeres a partir del segundo trimestre de embarazo, ya que una dieta alta en hierro alcanza a cubrir apenas 15-20 mg/día. Es importante evitar el consumo de hierro junto con leche, café o té, ya que su alto contenido de fenoles reduce la absorción de este mineral (Breymann, 2015).

Requerimientos de vitamina C. La vitamina C reduce el hierro de su forma ferrosa a su forma férrica, lo que permite la absorción intestinal. Por esta razón en el pasado se recomendaba el consumo del hierro junto con un vaso de jugo de naranja recién hecho, sin embargo, en la actualidad los suplementos contienen el hierro en su forma férrica, por lo que su absorción es más eficiente, independientemente del consumo de vitamina C. Sin embargo, el ácido ascórbico interviene también en la transferencia del hierro desde la transferrina plasmática hasta el hígado, por lo que el consumo de esta vitamina sigue siendo útil (Guan *et al.*, 2015). La recomendación diaria de vitamina C es de 85 mg/día en mujeres embarazadas, mientras que en mujeres no embarazadas es de 75 mg.

Requerimientos de zinc. El zinc es un elemento que participa en la síntesis de ADN y ARN, y su deficiencia se ha asociado con múltiples complicaciones (Wilson *et al.*, 2016). Se requiere en dosis de 11 mg/día (8 mg/día en mujeres no embarazadas). Es sencillo cubrir los requerimientos con la dieta, por ejemplo: un huevo contiene alrededor de 3 mg, pero es importante considerar que las dosis de hierro mayores de 30 mg/día pueden interferir en la absorción de zinc, por lo que, si el profesional de la salud decide prescribir el consumo de una cantidad mayor de hierro, también deberá incrementarse la cantidad consumida de zinc. Y aunque en compensación la tasa de absorción de zinc también aumenta, es importante asegurar un aporte adecuado de ambos nutrimentos. Algunos alimentos con alto contenido de zinc son: carnes rojas, rosas y blancas, leguminosas y cereales integrales. Estos son alimentos que también contienen vitamina B_{12}, hierro y ácido fólico, por lo que al cubrir los requerimientos de los tres primeros nutrimentos se cubre también el aporte de zinc.

Requerimientos de calcio y vitamina D. El calcio es esencial para la formación de huesos y dientes, mientras que la vitamina D es indispensable para la absorción y retención del calcio, razón por la cual ambos nutrimentos suelen consumirse juntos. La deficiencia de uno o ambos puede provocar una inadecuada formación de huesos y dientes en el producto, así como osteomalacia (reblandecimiento de los huesos) en la madre y complicaciones metabólicas (Leere y Vestegaard, 2019). Como mecanismo de protección, el organismo incrementa la absorción y retención de ambos nutrimentos durante el embarazo, por lo que el requerimiento diario es el mismo que en mujeres no embarazadas: 5 μg de vitamina D y 1 000 mg de calcio; la exposición a la luz solar y el consumo de leche son suficientes para cubrir estas dosis. Los suplementos pueden provocar toxicidad si se consumen cuando los niveles plasmáticos están repletos, sobre todo si el suplemento contiene más nutrimentos además de calcio y vitamina D. Para evitar esta toxicidad, la suplementación debe prescribirse solo en caso de deficiencia comprobada por métodos bioquímicos, como sucede con frecuencia en mujeres que llevan una dieta vegana, en cuyo caso el consumo de leche de soya enriquecida junto con la exposición al sol cubre los requerimientos diarios.

Requerimientos de sodio y potasio. El sodio y el potasio son minerales implicados en la regulación de la presión arterial, factor clave para la prevención de la preeclampsia (que trataremos más adelante). Si bien es cierto que actualmente se discute si la presión arterial durante el embarazo responde a la relación sodio/potasio (Lane-Cordova *et al.*, 2019), estos nutrimentos son indispensables también para mantener un adecuado volumen y bombeo de sangre para el intercambio de nutrimentos y gases con el producto. Por esta razón no debe limitarse su consumo durante el embarazo, los requerimientos son de 2300 mg/día de sodio y 5100 mg/día de potasio. El requerimiento de sodio es el mismo que en mujeres no embarazadas, pero el de potasio es ligeramente mayor, pues en las mujeres no embarazadas es de 4700 mg/día.

El cuadro 13 se refiere a las recomendaciones de los micronutrimentos en mujeres embarazadas comparadas con las de mujeres no embarazadas de acuerdo con las tablas de Bourges, Casanueva y Rosado (2008) para la población mexicana.

Cuadro 13.
Requerimiento diario de vitaminas y minerales durante el embarazo

Micronutrimento	Unidades	Mujeres embarazadas	Mujeres no embarazadas	Fuentes
Calcio	mg/día	1000	1000	Leche y lácteos, verduras de hoja verde, leguminosas, pescados con espinas: salmón, sardinas
Zinc	mg/día	11	8	Carne roja, carne blanca, carne rosa, cereales y granos enteros, nueces y frutos secos, semillas, leguminosas, levadura de cerveza
Cloro	mg/día	2300	2300	Sal de mesa, carne roja, carne blanca, carne rosa, leche, huevo, alimentos procesados
Cobre	µg/día	1000	900	Vísceras, mariscos, cereales y granos enteros, nueces, frutos secos y semillas, leguminosas, levadura de cerveza, papa
Cromo	µg/día	30	25	Huevo, carne roja, carne blanca, carne rosa, vísceras, mariscos, levadura de cerveza, cereales integrales, germen de trigo, manzana, plátano, espinaca

Micronutrimento	Unidades	Mujeres embarazadas	Mujeres no embarazadas	Fuentes
Flúor	mg/día	3	3	Mariscos, agua fluorada, té
Fósforo	mg/día	700	700	Carne roja, carne blanca, carne rosa, leche y lácteos, huevo
Hierro	mg/día	30	18	Huevo, carne roja, carne blanca, carne rosa, vísceras, salmón, atún, cereales y granos enteros, nueces, frutos secos y semillas, leguminosas
Magnesio	mg/día	350	310	Cereales y granos enteros, verduras de hoja verde, leguminosas, frutos secos, mariscos, cacao
Manganeso	mg/día	2	1.8	Frutos secos, cereales y granos enteros, verduras de hojas, té
Molibdeno	µg/día	50	45	Nueces y frutos secos, cereales y granos enteros, leguminosas
Potasio	mg/día	5100	4700	Carne roja, carne blanca, carne rosa, naranja, plátano
Selenio	µg/día	60	55	Huevo, carne roja, carne blanca, carne rosa, vísceras, pescado, salmón, bacalao, sardinas, mariscos, cereales y granos enteros, ajo
Sodio	mg/día	2300	2300	Sal de mesa, salsa de soya, carne roja, carne blanca, carne rosa, leche, cereales, verduras de hoja verde, papa, leguminosas, alimentos procesados, embutidos, enlatados
Yodo	µg/día	220	150	Sal yodada, levadura de cerveza, germen de trigo, mariscos, pan, leche y lácteos
Vitamina A	µg/día	770	700	Yema de huevo, carne roja, carne blanca, carne rosa, vísceras, leche y lácteos, hígado, verduras de color amarillo, rojo, naranja y verde oscuro

Micronutrimento	Unidades	Mujeres embarazadas	Mujeres no embarazadas	Fuentes
Vitamina B_1 (tiamina)	mg/día	1.4	101	Cereales y granos enteros, carne roja, carne blanca, carne rosa, leche y lácteos, pescado: salmón, bacalao, sardinas
Vitamina B_{12} (cianocobala-mina)	μg/día	2.6	2.4	Huevo, carne roja, carne blanca, carne rosa, vísceras, leche y lácteos, cereales enriquecidos, mariscos
Vitamina B_2 (riboflavina)	mg/día	1.4	1.1	Huevo, carne roja, carne blanca, carne rosa, leche y lácteos, cereales y granos enteros, nueces, frutos secos y semillas, vísceras
Vitamina B_3 (niacina)	mg/día	18	14	Huevo, carne roja, carne blanca, carne rosa, leche y lácteos, levadura de cerveza, cereales enteros, nueces y frutos secos
Vitamina B_5 (ácido pantoté-nico)	mg/día	6	5	Huevo, carne roja, carne blanca, carne rosa, papa, hígado, brócoli, tomate, cereales y granos enteros
Vitamina B_6 (piridoxina)	mg/día	1.9	1.3	Carne roja, carne blanca, carne rosa, cereales enriquecidos, nueces, frutos secos y semillas, leguminosas, plátano, papa, frutas no cítricas, hígado
Vitamina B_8 (biotina)	μg/día	30	30	Hígado, yema de huevo, soya, pescado, granos enteros
Vitamina B_9 (ácido fólico)	μg/día	600	400	Verduras de hoja verde, leguminosas, frutas, especialmente cítricos, cereales enriquecidos, hígado
Vitamina C (ácido ascórbico)	mg/día	85	75	Frutas, especialmente cítricos, coles, verduras de hoja verde
Vitamina D	μg/día	5	5	Leche y lácteos, carne roja, carne blanca, carne rosa, yema de huevo, cereales fortificados, pescado graso: salmón, bacalao, sardinas

Micronutrimento	Unidades	Mujeres embarazadas	Mujeres no embarazadas	Fuentes
Vitamina E	mg/día	15	15	Nueces, frutos secos y semillas, verduras de hoja verde, germen de trigo, granos enteros, hígado, yema de huevo, carnes grasas, aceites vegetales (maíz, girasol, cártamo, etc.)
Vitamina K	µg/día	90	90	Verduras de hoja verde, cereales enriquecidos, leche, yema de huevo, hígado, coles

Algunos puntos a considerar son:

- Al cubrir los micronutrimentos mencionados en este capítulo se cubren también los del cuadro 13.
- El grupo de los mariscos contiene minerales de importancia, pero su consumo durante el embarazo debe limitarse a no más de 275 gramos por semana debido a su alto contenido de mercurio, que puede afectar el sistema nervioso central del producto en formación (Cunningham, 2017).
- La levadura de cerveza tiene un alto contenido de vitaminas del complejo B y algunos minerales, sin embargo, el alcohol es otro elemento que debe limitarse durante el embarazo. Trataremos más adelante este aspecto.
- Algunos nutrimentos no se encuentran de forma natural en los alimentos, pero los productores de cereales de caja suelen adicionarlos durante su elaboración para asegurar el consumo de gran parte de la población, tal es el caso de las vitaminas D, K, B_6 y B_{12}, entre muchos otros.
- La niacina, la cianocobalamina, el ácido fólico y el ácido ascórbico se destruyen con el calor, por lo que es preferible consumir alimentos que los contienen de la forma más natural posible. Lo mismo para el potasio, que se transfiere en las preparaciones de los alimentos.

Suplementación durante el embarazo
La mejor manera de asegurar la cobertura y distribución de los macro y micronutrimentos es seguir una dieta correcta: equilibrada, completa, su-

ficiente, variada e inocua. De esta forma el uso de suplementos se guarda para los casos de necesidad clínicamente comprobada (Hovdenak y Haram, 2012).

Las mujeres que eligen los alimentos correctamente pueden cubrir sus requerimientos de macro y micronutrimentos, relegando la única necesidad de suplementación al ácido fólico y el hierro. En algunos casos será necesario corregir otras deficiencias, como el calcio, pero esta decisión requiere la determinación bioquímica de los parámetros en cuestión.

En algunos casos el médico puede prescribir suplementos polivitamínico-minerales de toma diaria, llamados *prenatales*. Los suplementos prenatales contienen mayores cantidades de ácido fólico, hierro y calcio que los suplementos para la población general. Cuando se indican correctamente reducen el riesgo de parto prematuro, bajo peso al nacer y defectos del nacimiento en grupos de riesgo, como embarazo múltiple, hábito de tabaquismo, alcoholismo o drogadicción.

Las mujeres que siguen una dieta vegetariana pueden desarrollar un embarazo sano y seguro, siempre que la totalidad de los nutrimentos se cubra mediante la dieta (Piccoli *et al.*, 2015). El hierro es un nutrimento muy difícil de cubrir a través de una dieta vegetariana, lo mismo que el calcio, el fósforo y la vitamina B_{12} puesto que las fuentes más importantes de estos nutrimentos son de origen animal (Karcz *et al.*, 2019). Otro aspecto a tener en cuenta es el peso de la madre, que suele ser bajo en las que llevan este tipo de dieta. Esto debe corregirse para evitar consecuencias negativas durante el desarrollo del producto, como daños psicomotores irreversibles.

Alivio de síntomas relacionados con la nutrición durante el embarazo

Aunque no es una regla, la mayoría de las mujeres experimentan uno o varios síntomas no deseados durante el embarazo. Estos se deben a los cambios hormonales que acompañan este estado fisiológico, por lo que no pueden evitarse, pero sí tratarse con estrategias sencillas.

Náuseas. Las náuseas durante el embarazo se atribuyen principalmente a los cambios hormonales durante los primeros meses de gestación, especialmente a la actividad de la gonadotropina coriónica. Una excesiva sensibilidad de la madre a la apariencia, olor o textura de ciertos alimentos puede provocar náuseas, sobre todo matutinas. Las náuseas pueden aparecer en cualquier momento del embarazo, y pueden ser leves, moderadas o severas, hasta llegar al vómito. Los vómitos persistentes llegan a requerir

hospitalización por acidosis, deshidratación o pérdida de peso excesiva. El resto de los casos puede controlarse con las siguientes estrategias:
- Hacer comidas pequeñas y frecuentes.
- Evitar jugos cítricos, leche, agua simple, café y té.
- Evitar alimentos con olores fuertes.
- Masticar chicle (sin azúcar, para evitar el desarrollo de caries).
- Comer tostadas o galletas saladas.
- Ingerir bebidas carbonatadas.
- Incorporarse lentamente al despertar.

Estreñimiento o hemorroides. Las hormonas durante el embarazo alteran el tono muscular, al mismo tiempo que el feto se estrecha contra los órganos intestinales conforme avanza el embarazo, lo que puede favorecer la aparición del estreñimiento, o empeorar la condición, si es que existía antes del embarazo. Si el estreñimiento no se controla puede progresar a inflamación de las venas del recto, causando hemorroides tras el esfuerzo excesivo por lograr una defecación forzada. Las estrategias para controlar y prevenir este padecimiento son las mismas que se recomiendan para la población general:
- Ingerir al menos 25 gramos de fibra al día.
- Hacer ejercicio rutinario (siempre que el embarazo lo permita).
- Ingerir al menos 1 800 mililitros de agua al día, incluyendo alimentos y bebidas.
- Evacuar inmediatamente cuando se sienta la necesidad.
- Recurrir al uso de laxantes solo cuando lo indique el médico o el nutriólogo.

Acidez. La acidez se debe a que el contenido ácido regresa del estómago al esófago, provocando una sensación de ardor cerca del corazón. Durante el embarazo, este síntoma se atribuye a la relajación de los músculos digestivos provocada por los cambios hormonales, además de la presión que ejerce el feto sobre el estómago de la madre. Las recomendaciones para aliviar este síntoma durante el embarazo son las mismas que para la población general:
- Ingerir comidas pequeñas y frecuentes.
- Comer lentamente, sentada y relajada.
- Masticar despacio y por completo.
- Evitar la ingesta de condimentos y grasas no necesarias.
- Beber líquidos entre comidas.

- Después de comer, esperar una hora para acostarse o hacer ejercicio.
- Elevar la cabeza al dormir.

Antojos o aversiones. Es común que las mujeres embarazadas experimenten antojos alimentarios que antes del embarazo no tenían, lo mismo que aversiones, por ejemplo, una reacción negativa a la loción de su pareja. Al contrario de lo que sucede en otras circunstancias fisiológicas, aparentemente los antojos y las aversiones durante el embarazo no se relacionan con las necesidades nutricionales. Incluso el comportamiento llamado pica, que consiste en la ingesta de hielo, almidón de ropa, tierra, arcilla, gis o pintura, se denomina antojo *no alimentario*, ya que su relación con la deficiencia de hierro o calcio no se ha demostrado científicamente (Chung *et al.*, 2019).

EMBARAZO DE ALTO RIESGO
La mala nutrición influye negativamente en la fertilidad, en la implantación y en el desarrollo del feto con importantes consecuencias para la madre y su hijo (Danielewicz *et al.*, 2017). Un estado de nutrición inadecuado al inicio del embarazo puede provocar que la placenta se desarrolle de manera deficiente, con la subsecuente alimentación inadecuada del embrión, con consecuencias negativas en cada periodo crítico, hasta un posible aborto. Por otro lado, si el estado inadecuado de nutrición se presenta en etapas avanzadas del embarazo, las consecuencias más probables serán retraso en el crecimiento del feto, con resultados como poco peso y tamaño pequeño al nacer, así como defectos físicos y mentales en etapas posteriores al parto. También puede provocar parto prematuro y muerte fetal. De hecho, el parto prematuro es el factor que se presenta en más de la mitad de las muertes en niños menores de 4 años, y las consecuencias más determinantes para el desarrollo se relacionan con el bajo peso al nacer.

Parto prematuro
Un recién nacido prematuro es aquel que nace antes de haberse desarrollado por completo; suelen pesar poco y tener problemas para respirar porque sus pulmones no han madurado. Si el tamaño y el peso del recién nacido son adecuados para la edad gestacional, pueden recuperarse con una alimentación correcta dentro de los primeros días de vida, pero los que son pequeños para la edad gestacional tienen más dificultades para recuperarse después del parto. En general, la probabilidad de supervivencia aumenta conforme aumenta la edad gestacional y el peso al nacer (Goldenberg *et al.*, 2008).

Bajo peso al nacer

Los bebés que al nacer pesan 2 500 gramos o menos se clasifican con *bajo peso al nacer*, mientras que los que nacen con 1 500 gramos o menos se clasifican con *muy bajo peso al nacer* (Da Silva *et al.*, 2017). Comparados con aquellos que nacen con un peso adecuado, los niños de bajo o muy bajo peso al nacer tienen mayor probabilidad de presentar complicaciones durante el parto, así como defectos físicos, mentales y cognitivos, enfermedades y muerte prematura. Se estima que dos terceras partes de los niños que mueren durante el primer año de la vida nacieron con bajo o muy bajo peso. Esta condición es muy frecuente en los embarazos de mujeres adolescentes, y en los de mujeres que abusan del alcohol, tabaco y drogas. El bajo nivel socioeconómico también es causa de una limitada seguridad alimentaria y acceso a los servicios de salud, dando como resultado un seguimiento deficiente del embarazo y limitaciones para detectar y tratar a tiempo alguna complicación como preeclampsia o diabetes gestacional. Saber que se cuenta con recursos insuficientes para hacer frente a los gastos que implica un embarazo, un parto y la manutención del bebé puede provocar un estado de estrés fisiológico que complica el desarrollo de la gestación o el parto.

Se ha estudiado que las complicaciones que ocurren durante un embarazo pueden afectar a varias generaciones subsecuentes de la gestante, lo que hace aún más importante la prevención de cualquier complicación que comprometa la conclusión de la gestación. Los trastornos de salud que pueden presentarse durante el embarazo incluyen:

- Obesidad y sobrepeso.
- Trastornos hipertensivos.
- Trastornos de la glucemia.
- Embarazo multifetal.
- VIH/sida.
- Trastornos de la conducta alimentaria.
- Trastornos del espectro alcohólico fetal.
- Trastornos asociados con embarazo en adolescentes.
- Trastornos asociados con embarazo en mujeres mayores.

Obesidad y sobrepeso

Un exceso de grasa previo al inicio del embarazo se asocia con una mayor incidencia de complicaciones, como diabetes gestacional, trastornos hipertensivos del embarazo y parto prematuro (Stang y Huffman, 2016). Por ejemplo: las mujeres con un IMC entre 30 y 34.9 kg/m^2 tienen 2 por ciento más probabilidades de tener un parto prematuro, 3 por ciento más de desarrollar diabetes gestacional y 11 por ciento más de presentar trastornos hipertensivos que las mujeres con IMC normal. Esto se debe a diversos procesos metabólicos que originan inflamación crónica, generación de radicales libres y estrés oxidativo, precedentes del aumento en las concentraciones no esperadas de glucosa, insulina, colesterol, triglicéridos y proteína C reactiva en sangre, resistencia a la insulina y aumento de la presión arterial. Para prevenir o tratar las complicaciones por sobrepeso y obesidad se recomienda recurrir a las siguientes alternativas:

- Aumentar de peso de acuerdo con las tasas apropiadas y evitar la pérdida de peso porque podría afectar negativamente el desarrollo del producto.
- Realizar ajustes a la ingesta calórica de acuerdo con las recomendaciones para obesidad y sobrepeso.
- Incrementar la actividad física, siempre que el embarazo lo permita.
- Monitorear estrechamente los indicadores bioquímicos, especialmente si la paciente ha sido sometida a cirugía bariátrica.

La cirugía bariátrica se ha convertido en una opción común de tratamiento del paciente con obesidad. Las mujeres en edad reproductiva que son sometidas a este procedimiento deben recibir la recomendación de evitar el embarazo durante por lo menos dos años después de la cirugía. Esto se debe a que es muy riesgoso llevar el embarazo en esta situación por la cantidad de cambios fisiológicos, anatómicos, hormonales y psicológicos que involucra la gestación, así como por la ingesta disminuida de nutrimentos que resulta del propio procedimiento quirúrgico (Narayanan y Syed, 2016).

Muchas de ellas, sin embargo, se quedan embarazadas en los primeros meses posteriores a la cirugía, en cuyo caso se debe asegurar la ingesta mínima de 1 000 kcal/día durante los primeros cinco meses del embarazo y alcanzar las 1 400 kcal/día en el tercer trimestre, así como mantener la suplementación de vitaminas y minerales todo el tiempo, de manera que la paciente pueda seguir perdiendo peso sin afectar el desarrollo del producto. Las siguientes son las recomendaciones más destacables para estas pacientes:

- Ingesta mínima de 1 000 kcal/día y progresar a 1 400 kcal/día.
- Ingesta de multivitamínicos, en especial:
  » Hierro: su aporte en estas mujeres debe ser de 40 a 65 mg/día, de acuerdo con cada paciente.
  » Ácido fólico: debido a la porción del estómago que suele retirarse,

la síntesis de vitamina B$_{12}$ se ve afectada en mujeres con este tipo de cirugía. Dada su relación con el ácido fólico, este debe suplementarse en 1 mg/día, de preferencia desde antes del embarazo.

» Calcio: debe suplementarse hasta alcanzar la ingesta entre 1 200 y 1 500 mg/día.
» Vitamina D: debe asegurarse la ingesta de 125 μg/día.
» Tiamina: debe suplementarse en 50 a 100 mg/día.

• Fraccionar la dieta al menos en seis tiempos, ya que la reducción del volumen gástrico limita la ingesta por toma.
• Asegurar la toma de un hidratante efectivo, ya que los pacientes bariátricos suelen ser intolerantes al agua simple los primeros meses posteriores a la cirugía.
• Monitorear la concentración de albúmina y hemoglobina, ya que la hemodilución propia del embarazo se potencia tras la cirugía.
• Vigilar los niveles de glucemia: tras la pérdida de peso se reduce el riesgo de diabetes gestacional, sin embargo, los cambios en la ingesta podrían provocar valores de glucemia variables.
• Considerar que los valores en el perfil de lípidos se verán aumentados conforme avanza el embarazo. Lo mismo sucederá con la retención de nitrógeno para la síntesis de nuevos tejidos.

Sea cual sea la alternativa para el tratamiento de la obesidad, este debe llevarse con estricto apego a la Norma Oficial Mexicana para el tratamiento integral y control de la obesidad (DOF, 2010b). Sin embargo, dado que la pérdida de peso durante el embarazo está contraindicada, la mejor recomendación es iniciar el embarazo con un peso adecuado y tener el mayor control posible durante la gestación.

Trastornos hipertensivos

La gestación implica diversos cambios fisiológicos, como variaciones en la presión arterial, que hasta cierto punto son normales. Sin embargo, se han establecido algunos parámetros y puntos de corte para identificar la presencia de alteraciones que ponen en peligro la salud del producto y de la gestante. En cualquier caso, una medición de la presión arterial que resulte en ≥140/≥90 mmHg en cualquier momento de la vida se clasifica como hipertensión sistémica.

La Norma Oficial Mexicana para la prevención, detección, diagnóstico, tratamiento y control de la hipertensión arterial sistémica (DOF, 2010a) especifica criterios a seguir en el tratamiento de las mujeres que cursan con un embarazo acompañado de alguno de los trastornos hipertensivos que se muestran en el cuadro 14 (página 71) y que se describen a continuación.

Hipertensión preexistente o crónica

Este tipo de hipertensión es el que se diagnostica antes del embarazo o en cualquier momento de las primeras 20 semanas de gestación. Este trastorno no se puede corregir o curar, pero sí se puede controlar con tratamiento médico. Si no se trata puede desencadenar un infarto agudo al miocardio, enfermedad cardiovascular, bajo peso del producto, separación de la placenta y hasta la muerte del producto o de la madre. En pacientes sin embarazo el tratamiento por excelencia es la restricción de sodio, pero esta medida puede resultar contraproducente para el equilibrio hídrico y la función cerebral del producto, por lo que dicha estrategia dietética está contraindicada durante la gestación (Birukov *et al.*, 2019).

Hasta la fecha no existe ningún tratamiento nutricio que pueda corregir la hipertensión durante el embarazo, pero se sabe que la actividad física moderada mejora la oxigenación y vascularización de la placenta, lo que beneficia el intercambio de nutrimentos y gases entre la madre y el producto. Si el médico considera que es viable, el equivalente a una caminata diaria de una hora a una velocidad que permita platicar sin requerir oxigenación extra puede prevenir complicaciones.

Hipertensión transitoria del embarazo

Este trastorno también se conoce como hipertensión gestacional, ya que se diagnostica después de las 20 semanas de gestación (Tooher *et al.*, 2017), igual que la preeclampsia, con la diferencia de que la hipertensión transitoria aparece libre de proteinuria en la evaluación bioquímica y se suele normalizar a las 12-16 semanas después del parto sin consecuencias graves para la madre o para el producto. Si no sucede, se clasifica como hipertensión crónica y debe tratarse como tal. Como sucede con la hipertensión crónica, no existe tratamiento nutricio para el control de este trastorno, sin embargo, se pueden prevenir complicaciones a través de la actividad física moderada, ya que reduce el estrés oxidativo.

Preeclampsia

Conviene recordar que, debido a la actividad de los estrógenos, es común que durante el embarazo la mujer experimente retención de líquidos extracelulares en las extremidades inferiores, lo cual se considera normal, pero el edema es una acumulación anormal y bien delimitada de líquido intersticial por actividad inadecuada de las proteínas en el plasma (El-Sayed, 2017). La preeclampsia es un síndrome que aparece y se diagnostica después de las 20 semanas de gestación al confirmar la presencia de una presión arterial de ≥140/≥90 mmHg más proteinuria, más edema. Estos tres indicadores son condiciones que ponen en riesgo la salud del feto y de la madre, como estrés oxidativo, disfunción endotelial, agregación plaquetaria, tendencia a la coagulación, resistencia a la insulina, trigliceridemia, hipercolesterolemia y liberación de ácidos grasos a la circulación. Por su naturaleza, la preeclampsia afecta al sistema circulatorio, renal, hepático y cerebral de la madre. Para su prevención y tratamiento se debe asegurar la ingesta de una dieta que incluya antioxidantes, como frutas y verduras, especialmente cítricos, al menos 25 gramos de fibra al día, así como de leche entera para asegurar una ingesta adecuada de calcio y vitamina D, nutrimentos que, de ser necesario, se deberán suplementar (Khaing *et al.*, 2017). En estas pacientes es especialmente importante asegurar un aumento de peso adecuado y hacer ejercicio, siempre que el médico no lo contraindique. Si esta condición no se controla puede causar eclampsia. La preeclampsia puede tener importantes consecuencias para la madre y para el niño después del nacimiento (Ramos *et al.*, 2017), entre estas:

- Parto prematuro y por cesárea.
- Disfunción renal aguda para la madre.
- Diabetes en la madre.
- Hipertensión crónica en la madre.
- Desprendimiento de placenta.
- Dificultades respiratorias del niño al nacer.
- Muerte fetal.
- Muerte materna.
- Restricción del crecimiento del niño.

Cualquier mujer embarazada puede desarrollar preeclampsia, pero existen algunos factores que incrementan el riesgo, como:

- Antecedentes personales de preeclampsia.
- Mujer nulípara (que no ha parido) o embarazo multifetal.
- Obesidad.
- Bajo peso.
- Diabetes preexistente.
- Hipertensión preexistente.

- Ser mayor de 35 años.
- Presencia de resistencia a la insulina.
- Dislipidemia.
- Enfermedad renal.
- Deficiencia de vitamina D o calcio.
- Seguir una dieta alta en grasas saturadas y libre de antioxidantes y de ácidos grasos omega 3.

Eclampsia

Se trata de una complicación de la preeclampsia que se define por la presencia de convulsiones secundarias a la coagulación anormal de la sangre y daño en los vasos sanguíneos del cerebro. Esta exige atención médica inmediata para evitar la muerte, por lo que ningún tratamiento nutricio tiene lugar en esta condición, únicamente la prevención de complicaciones por preeclampsia (ACOG, 2002).

Cuadro 14.
Trastornos hipertensivos durante el embarazo

Trastorno hipertensivo (pa ≥140/≥90 mmHg)	Descripción	Consecuencias	Recomendaciones y tratamiento
Hipertensión pre-existente o crónica	Se diagnostica antes del embarazo o antes de las 20 semanas de gestación y no se resuelve tras el embarazo.	Infarto agudo al miocardio, enfermedad vascular cerebral, bajo peso del feto, separación de la placenta, muerte.	Sin tratamiento nutricio demostrado. No es recomendable restringir la sal para no afectar el desarrollo del feto. Se sugiere hacer ejercicio.
Hipertensión transitoria del embarazo o gestacional	Se diagnostica después de las 20 semanas de gestación. Libre de proteinuria. Se normaliza a las 12-16 semanas posparto. Si no se resuelve se llamará crónica.	Sin consecuencias graves.	Prevenir complicaciones. El ejercicio ha mostrado efectividad en el desarrollo de la placenta, vascularidad y reducción de estrés oxidativo.
Preeclampsia	Síndrome que aparece después de las 20 semanas de gestación. Hay proteinuria + hipertensión + edema, además de estrés oxidativo,	Afecta al sistema circulatorio, hígado, riñones y cerebro de la madre.	Asegurar una dieta que incluya antioxidantes, ingesta adecuada de calcio y vitamina D, >25 g de fibra.

Trastorno hipertensivo (pa ≥140/≥90 mmHg)	Descripción	Consecuencias	Recomendaciones y tratamiento
Preeclampsia	disfunción endotelial, agregación plaquetaria, tendencia a la coagulación, resistencia a la insulina, aumento de triglicéridos, colesterol y ácidos grasos libres.	Las hijas de madres con preeclampsia pueden tener embarazos con el mismo problema.	Aumento de peso recomendado. Ejercicio.
Eclampsia	Presencia de convulsiones por coagulación de la sangre y daño de los vasos sanguíneos del cerebro.	Muerte.	Prevenir complicaciones por preeclampsia.

Trastornos de la glucemia

Entre los cambios fisiológicos que acompañan normalmente el embarazo se encuentra un efecto diabetogénico en la segunda mitad, y a medida que avanza el embarazo aumenta también la resistencia a la insulina, sobre todo en presencia de obesidad.

A través de la placenta la madre transfiere glucosa al producto. Cuando la madre presenta concentraciones de glucosa de 126 mg/dL o más, se transportan concentraciones elevadas al producto que este no llega a utilizar, convirtiéndose en triglicéridos y programando adaptaciones metabólicas que incrementan el riesgo cardiovascular posterior a través del desarrollo de resistencia a la insulina, diabetes, hipertensión y obesidad (HAPO, Study Cooperative Research Group, 2002). Además, los trastornos de la glucemia suelen cursar con episodios de hipoglucemia que incrementan los riesgos. Por esta razón es tan importante prevenir o tratar oportunamente cualquier variación en la glucemia. La Norma Oficial Mexicana para la prevención, tratamiento y control de la diabetes mellitus(DOF, 2010c) establece criterios claros para las mujeres embarazadas que cursan con cualquiera de los trastornos que se muestran en el cuadro 15 (página 75) y que se describen a continuación.

Diabetes gestacional

Se define como diabetes gestacional a la presencia de hiperglucemia que rebasa los parámetros normales en cualquier momento de la gestación y que antes del embarazo no existía (Coustan, 2013). La evaluación bioquímica para definir este trastorno es la prueba de tolerancia a la glucosa, que debe realizarse en todas las mujeres embarazadas entre la semana 24 y 28 de gestación, y cuyos parámetros son los siguientes:

- Glucemia en ayuno $\geq$ 92 mg/dL(Font-López y Gutiérrez C., 2017).
- Glucemia una hora después de haber ingerido una carga con 75 g de glucosa: $\geq$ 180 mg/dL.
- Glucemia dos horas después de haber ingerido una carga con 75 g de glucosa: $\geq$ 153 mg/dL.

Ante la presencia de al menos uno de estos parámetros se diagnostica diabetes gestacional. Este tipo de trastorno debe desaparecer al finalizar el embarazo, pero si persiste después del parto entonces se convierte en diabetes tipo 2. De igual manera, si alguna medición resulta de $\geq$ 200 mg/dL, el diagnóstico podría ser diabetes tipo 2.

Las posibles consecuencias de un mal control de la diabetes gestacional incluyen:

- Preeclampsia.
- Diabetes tipo 2.
- Diabetes gestacional en embarazos subsecuentes.
- Hipoglucemia para la madre.
- Parto por cesárea.
- Muerte materna.
- Muerte neonatal.
- Macrosomía.
- Hiperbilirrubinemia neonatal.

Cualquier mujer puede desarrollar diabetes gestacional, pero algunos factores que incrementan el riesgo son:

- Obesidad.
- Aumento de peso entre embarazos.
- Baja ingesta de frutas, verduras y fibra.
- Alta ingesta de azúcares refinados y grasas saturadas.
- Ser mayor de 35 años.
- Antecedentes familiares de diabetes gestacional.
- Antecedentes de parto macrosómico.
- Hipertensión crónica.
- Sedentarismo.
- Síndrome de ovario poliquístico.
- Embarazo multifetal.

Diabetes tipo 2

La diabetes tipo 2 se conoce también como diabetes preexistente, ya que se diagnostica antes de que comience el embarazo. Para su diagnóstico se aplica también la prueba de tolerancia a la glucosa, pero los parámetros son diferentes de los de la diabetes gestacional, puesto que el estado fisiológico es diferente (ADA, 2018):

- Hemoglobina glucosilada (A1c) $\geq$ 6.5 por ciento.
- Glucemia en ayuno $\geq$ 126 mg/dL.
- Glucemia una hora después de haber ingerido una carga con 75 g de glucosa: $\geq$ 200 mg/dL.
- Glucemia $\geq$ 200 mg/dL en cualquier momento.

Ante la presencia de al menos uno de estos parámetros se diagnostica diabetes tipo 2.

Diabetes tipo 1

El origen de la diabetes tipo 1 es la ausencia de producción de insulina por las células beta del páncreas, razón por la cual su diagnóstico se realiza en las primeras etapas de la vida, generalmente durante la infancia. Las consecuencias de un tratamiento inadecuado son las mismas que para la diabetes gestacional y la diabetes tipo 2, pero además incluyen nefropatías e hipertensión para la madre, así como hipoglucemia en lactantes macrosómicos, malformaciones congénitas, afectación del sistema nervioso central y cardiopatías. El tratamiento para controlar cualquier trastorno de la glucemia durante el embarazo consiste en:

- Suprimir los hidratos de carbono simples, excepto los provenientes de frutas y leche.
- Consumir alimentos con un índice glucémico menor a 55.
- Aumentar la ingesta de fibra a 25 g/día.
- Limitar los hidratos de carbono a 50 por ciento del valor energético total (en casos extremos limitar a 40 por ciento). Cuidar que la cantidad en gramos de hidratos de carbono sea mayor de 175 g/día, ya que una cantidad menor puede generar cetosis secundaria a la falta de glucosa disponible y afectar el desarrollo mental del producto por la presencia excesiva de cetona, acetona e hidroxibutirato. Por ejemplo, 50 por ciento de un requerimiento energético de 1 300 kcal/día es 162.5 gramos. En este caso el porcentaje de distribución tendría que ajustarse a 53.84 por ciento, que es el que corresponde a 175 gramos.

- Fraccionar la dieta de la siguiente manera: 20 por ciento para el desayuno, 20 por ciento para la comida, 30 por ciento para la cena y 30 por ciento para las colaciones.
- Realizar actividad física que no cause hipoglucemia.
- Puede utilizarse metformina (medicamento para tratar esta enfermedad) a partir de la segunda mitad del embarazo.
- Inyecciones con insulina en el caso de diabetes tipo 1.

Además del tratamiento dietético, es recomendable realizar mediciones periódicas de glucemia y cetonas en orina.

Cuadro 15.
Trastornos de la glucemia durante el embarazo

Trastorno (glucemia ≥126 mg/dL)	Descripción	Consecuencias	Recomendaciones y tratamiento
Diabetes gestacional (DG)	El embarazo ejerce un efecto diabetogénico y de resistencia a la insulina. La incidencia aumenta en presencia de obesidad.	Las concentraciones de glucosa llegan al feto aumentando su producción de insulina. La glucosa captada no utilizada se convierte en triglicéridos, programando adaptaciones metabólicas que en el futuro harán resistencia a la insulina; diabetes, hipertensión y obesidad. Episodios de hipo e hiperglucemia para la madre.	Control de la glucemia mediante: HCO 40-50% del valor energético total (suprimir hidratos de carbono simples, >25 g fibra, índice glucémico menor a 55). No menos de 175 g, porque las cetonas afectan el desarrollo mental del bebé (cetona, acetona, hidroxibutirato). Ejercicio que no cause hipoglucemia. Puede utilizase metformina en la segunda mitad del embarazo.
Diabetes tipo 2 (D2)	Diabetes diagnosticada previamente al embarazo.		
Diabetes tipo 1	Diabetes dependiente de insulina; diagnosticada en las primeras etapas de la vida.	Las mismas que DG y D2 + enfermedad renal e hipertensión. Hipoglucemia en lactantes macrosómicos. Malformaciones congénitas del sistema nervioso central y cardiovascular.	Las mismas que DG y D2 + Inyecciones de insulina o bomba de insulina.

Fuente: Basado en Brown (2014, 145-150 pp.).

Embarazo multifetal

La tasa de embarazos multifetales ha aumentado considerablemente en las últimas décadas: en 1980 era uno de cada 56 partos, mientras que en 2009 se contó uno de cada 30 partos, es decir, casi el doble. Entre las causas a las que se atribuye dicho aumento se encuentran la tecnología de reproducción asistida, el incremento en la edad al momento del embarazo y la obesidad, que también ha aumentado alrededor del mundo. Aunque la implantación de más de un cigoto es algo natural, cualquier embarazo de más de un producto se considera embarazo de alto riesgo (ACOG/ y Society of Maternal-Fetal Medicine, 2014).

Para el desarrollo embrionario de un embarazo multifetal los productos pueden ocupar un saco amniótico cada uno o bien puede ser que se formen dentro de un solo saco. En cualquier caso, el espacio disponible para cada feto de un embarazo multifetal es menor que el que ocupa el feto de un embarazo unifetal, por lo que el peso que alcanzan los productos tras un embarazo multifetal tiende a ser menor en comparación con los de uno unifetal.

La gráfica 5 muestra la velocidad esperada para la ganancia de peso en el caso de un embarazo unifetal, gemelar y de trillizos. Como puede observarse, en el caso de gemelos se espera que alcancen un peso de al menos 3 000 gramos, pero la mayoría de estos partos ocurren en la semana 37 o antes, momento en el que el peso probable es de 2 400 gramos, mientras que en el caso de trillizos, al momento del parto se espera un peso no mayor a 1 800 gramos en la semana 33 o 34, cuando el parto es más probable.

Dado que un peso menor de 2 500 gramos se clasifica como bajo e implica diversos riesgos de morbimortalidad, cualquier embarazo multifetal se considera de alto riesgo, pues implica mayor probabilidad de que la madre o el producto presenten una o varias de las siguientes alteraciones:

- Trastornos hipertensivos.
- Anemia por deficiencia de hierro.
- Diabetes gestacional.
- Placenta previa (implantación sobre el cuello del útero).
- Nefropatía.
- Aborto.
- Parto prematuro.
- Parto por cesárea.
- Muerte neonatal.
- Anormalidades congénitas.
- Síndrome de insuficiencia respiratoria en los productos.

- Hemorragia intraventricular en los productos.
- Parálisis cerebral en los productos.
- Bajo o muy bajo peso al nacer.

Para la madre y para los hijos el riesgo aumenta conforme aumenta el número de productos. En el caso de un embarazo multifetal natural no es posible predecir el número de embriones que se implantarán, pero en el caso de reproducción asistida actualmente el número de óvulos que se colocan es de cinco, esperando la implantación entre uno y tres cigotos y controlar así los riesgos que implica un embarazo multifetal. En cualquier caso, la probabilidad de que se implanten más de tres es baja, por lo que en este libro se consideran solo estos dos casos.

Gráfica 5. Velocidad de ganancia de peso de los fetos de un embarazo unifetal, gemelar y de trillizos

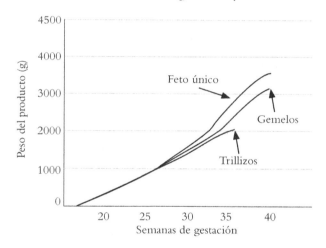

Fuente: Brown (2014, 153 p.).

Como sucede en un embarazo unifetal el peso de la madre también es el mejor indicador de salud para el binomio madre-hijo (Hinkle *et al.*, 2017) y se puede observar que la ganancia de peso se espera en alrededor de 7 kg más, en comparación con un embarazo unifetal, como muestra el cuadro 16. Aunque la ganancia de peso recomendada dependerá del número de fetos y del número de sacos que se hayan implantado.

Cuadro 16.
Aumento de peso recomendado
para gestantes multifetales

Peso antes del embarazo	Aumento de peso recomendado	
	Embarazo unifetal	Embarazo multifetal
Bajo peso (IMC <18.5)	12.5-18 kg	20 kg
Peso saludable (IMC 18.5-24.9)	11.5-16 kg	18.5 kg
Sobrepeso (IMC 25-29.9)	7-11.5 kg	17 kg
Obesidad (IMC >30)	6.8-7kg	13 kg

Para lograr el aumento de peso recomendado sin comprometer la salud de la madre, la ingesta dietética también debe ajustarse de acuerdo con el número de fetos. El requerimiento de energía aumenta en 150 kcal/día para un embarazo gemelar y 250 kcal/día para un embarazo de trillizos, como se ve en el siguiente cuadro.

Cuadro 17.
Energía adicional al gasto energético basal (kcal/día)
con respecto al requerimiento previo al embarazo de acuerdo
con el número de productos en una mujer que inició
el embarazo con normopeso

Edad gestacional	Embarazo unifetal	Embarazo gemelar	Embarazo de trillizos
Primer trimestre	0	150	250
Segundo trimestre	300	450	550
Tercer trimestre	500	650	750

Para una mujer con normopeso cuyo requerimiento de energía basal previo al embarazo es de 1 600 kcal/día, sus requerimientos en el caso de embarazo multifetal se muestran en el cuadro 18.

Cuadro 18.
Aporte de energía en cada trimestre de acuerdo
con el número de productos en una mujer que antes
del embarazo requería 1 600 kcal/día

Edad gestacional	Embarazo unifetal	Embarazo gemelar	Embarazo de trillizos
Primer trimestre	1 600	1 750	1 850
Segundo trimestre	1 900	2 050	2 150
Tercer trimestre	2 100	2 250	2 350

En mujeres con obesidad, sobrepeso o bajo peso, los requerimientos se muestran en el cuadro 19.

Cuadro 19.
Aporte de energía basal (kcal/día) en cada trimestre de acuerdo
con el número de productos en una mujer que antes
del embarazo requería 1 600 kcal/día

Edad gestacional	Embarazo unifetal				Embarazo gemelar				Embarazo de trillizos			
	Bp	Np	Sp	Ob	Bp	Np	Sp	Ob	Bp	Np	Sp	Ob
Primer trimestre	1690	1600	1600	1600	1840	1750	1750	1750	1940	1850	1850	1850
Segundo trimestre	1990	1900	1600	1600	2140	2050	1750	1750	2240	2150	1850	1850
Tercer trimestre	2190	2100	1900	1600	2340	2250	2050	1750	2440	2350	2150	1850

Nota: Bp: bajo peso (<18.5 kg/m^2); Np: normopeso (18.5-24.9 kg/m^2); Sp: sobrepeso (25-29.9 kg/m^2), Ob: obesidad (≥30 kg/m^2).

Hay que recordar que el cálculo del requerimiento de energía basal se realiza mediante la fórmula de Harris-Benedict y se utiliza el peso ideal o actual, según sea el caso, para evitar variaciones de peso durante la gestación que comprometan el desarrollo de los productos. Además, al requerimiento de energía basal hay que sumar 20 por ciento por actividad física (o el porcentaje que corresponda por indicación médica) y al resultado sumarle 10 por ciento por efecto termogénico de los alimentos.

El requerimiento de proteínas se incrementa en 6 gramos en el caso de un embarazo gemelar y en 9 gramos en un embarazo de trillizos, con respecto al embarazo unifetal, es decir, que para una mujer que espera gemelos, el aporte de proteínas en el segundo y tercer trimestre será de 17 gramos más que el requerimiento previo al embarazo, mientras que para una mujer que espera trillizos el aporte será 20 gramos mayor al requerimiento previo al embarazo. Para el primer trimestre basta con asignar una distribución de 15 por ciento. El aporte de lípidos deberá permanecer en 25-30 por ciento y el resto se asignará a los hidratos de carbono, tal como se procede en el caso de un embarazo unifetal.

La mejor manera de asegurar el adecuado aporte de los tres macronutrimentos es mantener la misma distribución de nutrimentos que en el embarazo unifetal, con lo que sin duda se cubren los requerimientos que demandan el segundo y el tercer productos.

Aunque es mayor, se desconoce la cantidad requerida de nutrimentos específicos, como omega 3, omega 6, hierro, calcio y vitamina D. Sin embargo, al incrementar la ingesta total diaria se asegura la cobertura de estos nutrimentos y de todos los micronutrimentos, por lo que se debe cubrir al menos el requerimiento conocido para el embarazo unifetal y realizar el monitoreo bioquímico con la frecuencia indicada.

Infección por VIH/sida

El embarazo, el parto y la lactancia son una importante vía de transmisión del virus del VIH de la madre al hijo, la lactancia es el periodo de mayor riesgo y el embarazo el de menor. Actualmente existen medicamentos que pueden disminuir la probabilidad de transmisión, pero solo pueden administrarse unas semanas antes del parto. La alternativa de tratamiento para las gestantes infectadas implica la prevención de trastornos metabólicos que puedan comprometer el desarrollo del producto, ya que los procesos patológicos relacionados con el VIH/sida progresan conforme avanza el embarazo y provocan bajo peso al nacer, parto prematuro y retraso en el crecimiento.

Como en cualquier padecimiento, el estado nutricional es determinante para la prevención de complicaciones, sin embargo, en estas pacientes el estado nutricional se encuentra especialmente comprometido —y con ello la capacidad orgánica de autodefensa— debido a los siguientes procesos (Calvert y Ronsmans, 2015):

- Pérdidas de nutrimentos y mala absorción por diarrea.
- Respuestas inflamatorias que producen pérdidas de masa libre de grasa.
- Pérdida de calcio y disminución de densidad ósea.
- Procesos metabólicos y fármacos que provocan resistencia a la insulina y obesidad central o abdominal.
- Mayor riesgo de infecciones alimentarias durante el embarazo.

Ante la desnutrición es necesaria la suplementación, pero dosis altas de vitamina A, vitamina D y hierro aumentan la replicación del virus, así como la secreción vaginal, lo que acelera el curso natural de la enfermedad. Aun con la dificultad que representa, es menester asegurar el mejor estado nutricional posible en las gestantes que portan el virus (Chetty *et al.*, 2018).

Trastornos de la conducta alimentaria

Para una mujer que padece algún trastorno de la conducta alimentaria (TCA) la probabilidad de lograr un embarazo es muy remota, puesto que los depósitos de grasa son tan escasos que impiden la secreción de hormonas necesarias para esta condición fisiológica. Esto se traduce en una baja frecuencia de TCA en mujeres embarazadas. Sin embargo, entre los que se presentan, el más común es la bulimia, que se caracteriza por *atracones* (ingesta promedio de 2 000 kcal en media hora), seguidos de vómito, uso de laxantes, ejercicio extenuante, ayuno, o más de uno al mismo tiempo. Las mujeres que cursan con anorexia pueden ovular de vez en cuando y lograr un embarazo. La anorexia se caracteriza por la limitación excesiva de la ingesta energética acompañada o no de ejercicio extenuante. Recientemente se ha definido un trastorno que puede presentarse durante el embarazo llamado pregorexia y que consiste en un deficiente aumento de peso durante la gestación por miedo a "engordar de más", que compromete el crecimiento intrauterino e incrementa el riesgo de diversas complicaciones, especialmente de parto prematuro y bajo peso al nacer (Mathieu, 2009).

Las posibles consecuencias de cursar un embarazo con TCA son, según Kimmel y sus colaboradores (2016):

- Aborto espontáneo o muerte fetal.
- Trastornos hipertensivos.
- Parto prematuro.
- Anemia.

- Infecciones de vías urinarias.
- Complicaciones durante el parto.
- Complicaciones neonatales.

Las siguientes son recomendaciones generales para las gestantes que cursan con TCA:
- Remisión a una clínica especializada.
- Tratamiento con un equipo multidisciplinario en el que el nutriólogo conoce las necesidades nutricionales de las pacientes con TCA y del embarazo, para facilitar el diseño del plan de alimentación.
- Intervención para incidir en cambios conductuales.
- Monitoreo frecuente de cetonas en orina.

El tratamiento nutricio en estas condiciones es complicado, ya que estos trastornos tienen un origen emocional, sin embargo, es posible incidir y, en muchos casos, lograr una mejor conducta alimentaria hacia el tercer trimestre de la gestación, pero la mayoría de los trastornos suelen intensificarse después del parto, cuando las mujeres se sienten ansiosas por recuperar su peso habitual.

Los resultados del tratamiento de cada paciente son muy variables, ya que algunas mujeres exceden las recomendaciones indicadas, mientras que otras ni siquiera lo intentan.

Trastornos del espectro alcohólico fetal

El alcohol que la mujer embarazada ingiere atraviesa la placenta con facilidad, y el feto carece de las enzimas necesarias para degradarlo. Los efectos del alcohol son mayores en el producto que en la madre porque su tamaño y volumen sanguíneo son menores. Cuando la ingesta de alcohol excede la capacidad de metabolismo de la gestante se presentan restricciones en el crecimiento, alteraciones intelectuales y de la conducta que se conocen como trastornos del espectro alcohólico fetal (TEAF).

La sensibilidad al alcohol varía entre las mujeres embarazadas y entre los fetos, por eso en 20 por ciento de los embarazos que cursan con un consumo de cuatro copas o más al día no se presenta ningún efecto adverso. Pero en el restante 80 por ciento se presentan eventos adversos leves, moderados o severos, dependiendo de la sensibilidad y del periodo de la gestación. La variabilidad en la sensibilidad puede explicarse por factores genéticos y ambientales que incluyen la dieta materna, especialmente la ingesta de folatos y ácido fólico, así como la interacción entre el alcohol y los nutrimentos. El consumo al equivalente de una o dos copas al día parece no incrementar el riesgo, aunque la mejor recomendación es no beber durante el embarazo. De hecho, se sabe que la exposición fetal al alcohol es la principal causa prevenible de defectos del nacimiento. Se conocen tres tipos de TEAF:

Trastorno del neurodesarrollo relacionado con el alcohol, que es la forma menos grave de TEAF y que se caracteriza por rasgos anormales, discapacidad intelectual, problemas del aprendizaje, problemas de resiliencia y de control de impulsos.

Un segundo tipo es el que se caracteriza por *defectos del nacimiento relacionados con el alcohol*, con anormalidades del corazón, riñones, huesos y audición.

El tercer tipo es la forma más grave de TEAF y se conoce como *síndrome alcohólico fetal* (Gupta *et al.*, 2016); se caracteriza por retraso en el crecimiento, trastornos del sistema nervioso central (de aprendizaje, memoria, visión y audición), habilidades sociales —como atención y comunicación—, así como por rasgos faciales evidentes (figura 6): cabeza de tamaño pequeño, frente estrecha e inclinada hacia atrás, nariz pequeña y elevada con puente nasal ancho, mandíbula inferior poco desarrollada y en retroceso, maxilar superior inclinado hacia atrás y plano, ojos pequeños, párpados caídos, ojos errantes (incapacidad para enfocar), orejas en posición y tamaño irregular con la parte externa mal formada y curveadas hacia atrás, labio superior delgado y plano sin surco.

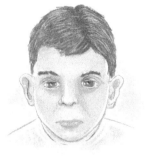

Figura 6. Rasgos faciales del niño con síndrome alcohólico fetal.

Embarazo en adolescentes

La adolescencia se caracteriza por el continuo desarrollo de los sujetos que dejan de ser niños para convertirse en adultos, tanto emocional como físicamente. Se estima que el periodo de crecimiento alcanza su fin a la edad de 21 años, aunque puede suceder un poco antes. En términos generales, las mujeres de 19 años o menores que se embarazan pueden seguir desarrollándose físicamente, pero a expensas del desarrollo fetal. O al contrario, pueden desarrollar una gestación normal, pero a expensas de su propio desarrollo físico y emocional (Holness, 2015).

Una mujer adolescente embarazada debe decidir si dará prioridad a su propio desarrollo o al de su hijo, aunque el privilegio de decidir solo lo tienen las mujeres que atienden su embarazo con responsabilidad. Lamentablemente la condición de adolescente se acompaña de deficiencias emocionales que provocan que la gestación se desarrolle con carencias de atención nutricional, además de que suelen contar con pocos recursos económicos. Así, las tasas de aborto espontáneo o muerte fetal, parto prematuro y bajo o muy bajo peso al nacer son notablemente mayores en las gestantes adolescentes. Los cambios fisiológicos que acompañan el embarazo suelen presentar algunas diferencias en las mujeres adolescentes, probablemente como mecanismo de autoprotección del organismo, por ejemplo: acumulan más tejido adiposo (grasa materna) durante el último trimestre y retienen más peso después del embarazo.

Las recomendaciones nutricias para lograr un mejor control de la gestación en mujeres adolescentes incluyen:

- Aporte energético equivalente al de una mujer adulta con bajo peso. Pero si la gestante presenta sobrepeso, se puede tratar como una mujer adulta con normopeso; de la misma forma, si presenta obesidad, es posible tratarla como una mujer adulta con sobrepeso. De esta forma se asegura un aporte óptimo de nutrimentos para la madre sin comprometer el del producto.
- Puesto que el sistema óseo durante la adolescencia está en formación, el aporte de calcio debe ser mayor que para las mujeres adultas: 1 300 mg/día. Este requerimiento se cubre fácilmente con cuatro vasos de leche entera.
- Monitorear la ganancia óptima de peso.
- Asegurar un seguimiento médico estrecho.

Embarazo en mujeres mayores

El embarazo en mujeres mayores de 35 años se ha considerado como de alto riesgo durante décadas. En realidad no se ha comprobado científicamente que exista un riesgo mayor en estas mujeres, pero se sabe que la capacidad de adaptación de los vasos sanguíneos disminuye conforme aumenta la edad, y dado que estos vasos son los que se encargan de adherir la placenta a la pared uterina e intercambiar nutrimentos y gases entre la madre y el producto, no se trata de un problema menor. Por otro lado, la función vascular se incrementa y mejora a través de la actividad física y un estilo de vida saludable, lo que contrarresta la disfunción relacionada con la edad. Por otro lado, la presencia de enfermedades crónicas como hipertensión, diabetes y obesidad, que suelen ser más frecuentes conforme avanza la edad, pueden comprometer seriamente las demandas del desarrollo fetal con complicaciones como parto prematuro, bajo peso al nacer, defectos del nacimiento y muerte. Es comprensible que las mujeres que llevan un estilo de vida saludable y libre de enfermedades crónicas pueden llevar a cabo una gestación sin problemas (Asgharpour *et al.*, 2017).

Las recomendaciones nutricias para las gestantes mayores de 35 años son las mismas que para las mujeres adultas, con las adaptaciones de acuerdo con la condición de cada paciente. Sin embargo, la actividad física es especialmente benéfica para asegurar una adecuada vascularización de la placenta, y no menos importante, una ganancia óptima de peso. Por supuesto, el seguimiento médico estrecho también es esencial.

PRÁCTICAS INCOMPATIBLES CON EL EMBARAZO

Algunas prácticas durante el embarazo incrementan el riesgo de desarrollar defectos del nacimiento y complicaciones en el parto. A continuación, se describen las más frecuentes.

Dieta hipocalórica. Una dieta que aporta menos de 175 gramos de hidratos de carbono al día (como sucede en algunos TCA) limita la disponibilidad de glucosa para el cerebro del feto. Esta es una razón más para evitar la pérdida de peso durante el embarazo.

Altas dosis de vitaminas y minerales. Cuando el estado de nutrición es óptimo, la suplementación de uno o varios nutrimentos puede resultar tóxica, puesto que las concentraciones plasmáticas se encuentran repletas y un aporte extra ya no es necesario. La toxicidad por vitaminas o minerales incrementa el riesgo de malformaciones congénitas, especialmente antes de la semana siete, que corresponde a la mayoría de los periodos críticos. Por esta razón la suplementación debe prescribirse únicamente en casos de deficiencia comprobada por medio de indicadores bioquímicos y solo del nutrimento que se requiere.

Suplementos alimenticios. Es común que entre amigos o familiares se recomienden diversos suplementos para aliviar las náuseas, la retención de líquidos o para mejorar la digestión. Por definición, los suplementos alimenticios, entre los que se incluyen los herbolarios, carecen de estudios de eficacia y seguridad, lo que vuelve imposible saber si el producto sirve para alguna indicación o no y, más importante, se desconoce si cumple con las normas de calidad para evitar algún evento adverso. Especialmente se recomienda evitar el consumo de suplementos a base de pescado porque pueden contener altas concentraciones de mercurio, que afecta el sistema nervioso central del producto (Solan y Lindow, 2014).

Medicamentos. Algunos fármacos pueden atravesar la placenta y afectar el desarrollo del producto, por lo que antes de tomar cualquier medicamento, por habitual que parezca, se debe consultar al médico (Malm y Elfolk, 2016).

Adicción a las drogas. En los hijos de mujeres que cursaron el embarazo con adicción a las drogas es frecuente la muerte súbita, llanto inexplicable, patrones anormales de sueño, conductas anormales, efectos de toxicidad y síndrome de abstinencia. Por esta razón, el consumo de estas sustancias está totalmente contraindicado durante el embarazo (Neri *et al.*, 2015).

Tabaquismo. Las sustancias químicas que se generan en el organismo tras el consumo del tabaco reducen el flujo sanguíneo al producto, lo que compromete el desarrollo de los pulmones por escasez de nutrimentos y gases. La consecuencia más probable es el desprendimiento de la placenta (Dukes *et al.*, 2017).

Enfermedades alimentarias. Una enfermedad alimentaria se presenta tras la ingesta de alimentos con microorganismos que producen toxinas. La consecuencia más grave de una enfermedad alimentaria durante el embarazo conlleva vómito, diarrea y deshidratación, que pueden comprometer el desarrollo del producto. Por esta razón se recomienda el consumo de alimentos pasteurizados, así como evitar el consumo de alimentos crudos y desinfectar las frutas y verduras antes de prepararlas.

Contaminantes ambientales. Algunos componentes de la contaminación ambiental, como el plomo, atraviesan la placenta causando daños al sistema nervioso central del producto, como retraso mental y psicomotriz. Esta exposición es inevitable, puesto que no se puede controlar la composición del aire que se respira, pero el calcio contenido en la leche contrarresta los efectos (Khotimchenko *et al.*, 2017), por lo que asegurar la ingesta de este mineral diariamente puede compensar la exposición no controlable. El mercurio, que se encuentra en altas concentraciones en los pescados, también puede causar daños en el sistema nervioso central, pero en el caso de los pescados, su alto contenido de ácidos grasos omega 3 hace que los beneficios sean mayores que el riesgo, por lo que se recomienda únicamente evitar el consumo de tiburón, pez espada, caballa y azulejo, así como limitar el consumo de mariscos a 275 gramos por semana o 175 gramos de atún blanco. Se recomienda evitar el consumo de suplementos a base de pescado porque pueden contener altas concentraciones de mercurio.

Consumo de cafeína. El producto en formación carece de la capacidad para metabolizar la cafeína, que puede atravesar la placenta. Y aunque hasta la fecha no está demostrada causalidad alguna, el consumo de cafeína se ha relacionado con la muerte fetal (Li *et al.*, 2015), por lo que se recomienda limitar el consumo de café durante el embarazo a no más de una taza al día, o una lata de refresco de cola al día (Gaskins *et al.*, 2018).

Edulcorantes. No se ha encontrado ningún efecto adverso causado por los edulcorantes en la población general y tampoco en las mujeres embarazadas. De cualquier forma, se recomienda limitar lo más posible el consumo de estos productos (Araújo *et al.*, 2014).

CAPÍTULO 2

NUTRICIÓN PARA EL LACTANTE

CRECIMIENTO Y DESARROLLO
DEL LACTANTE

Los primeros doce meses de vida representan un periodo fisiológico en el que la velocidad de crecimiento y desarrollo se triplica desde el parto. Después del primer año la velocidad con que el niño crece y se desarrolla disminuye de forma considerable, y conforme avanza la edad, los efectos positivos y negativos acumulados durante los primeros doce meses de vida se evidencian progresivamente. Por eso, la velocidad de crecimiento y desarrollo durante el primer año de vida implica una serie de parámetros de medición para los profesionales de la salud.

La vigilancia del estado nutricional del recién nacido requiere comprender su desarrollo general. Al nacer, el sistema nervioso central de los niños es inmaduro, sus neuronas están desorganizadas, por lo que hociquean, succionan, degluten y respiran por reflejo. Los reflejos son mecanismos de protección que poco a poco se reemplazan por movimientos dirigidos durante los primeros meses de vida. Algunos reflejos posibilitan la alimentación, como el de búsqueda oral y el de succión; otros son precursores de la sujeción voluntaria, como el palmar, que se manifiesta cuando un objeto se coloca en la palma de la mano del niño y este lo agarra. Los recién nacidos a término tienen un rango más amplio de aptitudes: escuchan y se mueven en respuesta a sonidos familiares y tienen cuatro etapas de alerta que van de dormido a despierto por completo (indispensable para el acoplamiento). El desarrollo del tamaño y la complejidad de los órganos y sistemas continúan durante la lactancia.

Debido a la gran velocidad de crecimiento, al intenso metabolismo, a la falta de maduración tisular y a la inmadurez relativa de los órganos implicados en la regulación del metabolismo endógeno, la nutrición del lactante presenta exigencias especiales tanto cualitativas como cuantitativas. Para poder determinarlas es necesario comprender el desarrollo físico, sensitivo y motor del recién nacido.

Desarrollo del sistema gastrointestinal

El aparato digestivo del lactante está adaptado exclusivamente a la alimentación con leche en los primeros meses de vida, pero a lo largo del primer año sucede una maduración funcional que le permitirá aceptar alimentos más complejos de forma progresiva, acercándose cada vez más a una alimentación completa, variada, suficiente y equilibrada.

En todos los seres humanos el proceso de la digestión comienza en la boca, cuya principal función en el lactante es la succión y la deglución con respuesta instantánea, pues la capacidad de masticación aparece a partir del sexto mes de vida. La saliva del lactante es escasa, sobre todo los primeros dos meses; contiene una amilasa o ptialina, pero la leche permanece tan poco tiempo en esta cavidad que la digestión bucal está muy disminuida. También contiene lipasa lingual, pero como actúa en el medio ácido su lugar de acción es el estómago. Tras la ingestión, el alimento pasa al esófago, que lo impulsa hacia el estómago e impide su regreso hacia la boca, pero la inmadurez funcional de la región que se encuentra cerca del corazón provoca regurgitación durante los primeros meses, especialmente en el periodo posprandial (posterior a las comidas).

La degradación de los nutrimentos comienza en el estómago, para ello el pH debe ser bajo, pero en los lactantes se produce una cantidad de ácido de 50 por ciento de la capacidad adulta durante los primeros 3 meses; a los 6 meses se incrementa y, aunque sigue siendo baja, es suficiente para permitir la alimentación complementaria del niño. Uno de los componentes de los jugos gástricos es la gastrina, que en el lactante se presenta con un incremento fisiológico, pero como este incremento es contrario a la producción del ácido, más bien se le atribuye una función en la producción de moco. El factor intrínseco es un elemento esencial para la producción de vitamina B_{12}, sus valores a los 3 meses de edad son semejantes a los de un adulto y aumentan de forma paulatina, conforme madura la actividad de las células parietales.

La amilasa salival se traslada al estómago, donde inicia la degradación de los almidones. También se traslada al intestino, ya que la amilasa pancreática está prácticamente ausente durante el primer mes, presente en niveles bajos en el cuarto a sexto mes, y en niveles semejantes a los de un adulto hasta los 2 años de edad; de hecho, en las primeras etapas 50 por ciento de la amilasa que actúa en el intestino proviene de la saliva, mientras que en el adulto es solo 15 por ciento, por eso durante los primeros meses es difícil para el niño digerir los almidones de alto peso molecular, y son más fáciles de digerir los disacáridos y los polisacáridos de bajo peso molecular, como la dextrinomaltosa, que actualmente se incorpora a las fórmulas infantiles en lugar del almidón. El lactante puede absorber los hidratos de carbono en forma de monosacáridos, pero la lactosa no se hidroliza totalmente; la que no se digiere se fermenta en el intestino grueso, dando por resultado ácido láctico, que contribuye a la formación de la microbiota intestinal.

Igual que en el adulto, la pepsina se secreta en el estómago en forma de pepsinógeno que, al contacto con el ácido clorhídrico, se convierte en pepsina, cuya función en el lactante es coagular la leche e iniciar la hidrólisis de la caseína, pero no actúa sobre las proteínas del suero (lactoalbúmina y lactoglobulina). Sus valores son semejantes a los del ácido clorhídrico y solo igualan a los de un adulto a los 2 años de edad, sin embargo, esta hiposecreción relativa no limita la hidrólisis proteica, ya que el páncreas secreta suficientes proteasas en el duodeno, donde la actividad enzimática es aceptable desde el nacimiento. La actividad de la tripsina, quimotripsina y carboxipeptidasa en las primeras etapas de la lactancia es comparable con 70 por ciento de la actividad adulta, pero la de enterocinasa es de 10 por ciento. La actividad de la elastasa es limitada y se desarrolla de manera paralela a la amilasa pancreática, para alcanzar niveles semejantes a los de los adultos a los 2 años de edad. La absorción de las proteínas en forma de aminoácidos y dipéptidos se realiza en los lactantes igual que en los adultos.

La lipasa gástrica y la lipasa lingual comienzan la hidrólisis de las grasas en el estómago, acción reforzada por la lipasa contenida de manera natural en la leche humana. Estas enzimas actúan en los glóbulos de grasa, que es la forma en que se encuentran los triglicéridos, precisamente para evitar su hidrólisis por la lipasa antes de que el lactante ingiera la leche. Es importante mencionar que esta lipasa se destruye con el calor, por lo que se debe evitar calentar la leche antes de ofrecerla al lactante. Al ser gástricas, estas lipasas no requieren bilis, cuya síntesis hepática en el lactante y su reabsorción en el íleon es menor que en los adultos; sin embargo, estas funciones maduran con rapidez. La conjugación biliar se realiza exclusivamente con taurina los primeros dos meses; después se hace también con glicina.

El recién nacido prácticamente carece de lipasa pancreática; al mes de vida duplica su concentración y alcanza los niveles de un adulto entre los seis y los 12 meses, por lo que la digestión de las grasas es mala al momento del nacimiento y mejora paulatinamente conforme avanza la edad. Por esta razón, los recién nacidos presentan esteatorrea fisiológica (diarrea por malabsorción), pues el calostro contiene 4 gramos de grasa por cada 100 mililitros. Las lipasas lingual, gástrica y láctea, ayudan a que las grasas pasen del estómago al intestino en forma de diglicéridos, monoglicéridos, ácidos grasos y glicerol, donde alcanzan un porcentaje de absorción de 80 por ciento, siempre que el lactante sea alimentado al seno, pero si se le ofrece fórmula el porcentaje disminuye, pues solo la leche humana contiene lipasa láctea.

El glicerol y los ácidos grasos de cadena corta y media atraviesan la pared intestinal y pasan a la vía porta, mientras que los de cadena larga y los monoglicéridos deben unirse a las sales biliares para incorporarse más tarde a los quilomicrones por la vía linfática; recordemos que la producción de bilis en esta etapa de la vida es muy limitada. La leche humana contiene en su mayoría ácidos grasos que se utilizan con mayor rapidez que los contenidos en una gran variedad de fórmulas infantiles. Es importante la posición que ocupan en los enlaces del glicerol los ácidos palmítico y esteárico, ya que cuando se encuentran en los carbonos 1 y 3, como es frecuente en la leche de vaca, quedan libres del glicerol, y como son saturados y de cadena larga (16 y 18 carbonos, respectivamente), su absorción es difícil, pero cuando se encuentran en el carbono 2 suelen quedar unidos al glicerol y su absorción se facilita debido a la hidrosolubilidad del glicerol.

Existen casos muy raros en los que el recién nacido carece de lipasas y en consecuencia no puede metabolizar las grasas, por lo que la probabilidad de muerte es prácticamente de 100 por ciento (Feriozzi, 2016). Esta deficiencia solo se puede verificar a través de la necropsia, lo que hace imposible su oportuna detección.

Los movimientos peristálticos del estómago son débiles en los recién nacidos sanos, y se fortalecen al introducir la alimentación complementaria al cuarto o sexto mes. La poca peristalsis del antro pilórico y la contracción del píloro ayudan a regular el vaciado del estómago, permitiéndolo cuando los sólidos se reducen a partículas mucho más pequeñas. En el intestino, sin embargo, hay presencia de peristalsis muy activa, lo que acelera y facilita el tránsito de la materia fecal, cuyas características dependen del tipo de alimentación: con la leche humana son más numerosas, de color amarillo oro, de consistencia blanda y olor poco fétido; con las fórmulas infantiles son más escasas, pálidas, duras y de olor fétido. La digestión completa suele durar entre una y media y tres horas, dependiendo de la ingesta de leche humana o de fórmula, respectivamente. En el lactante suele presentarse el llamado reflejo gastrocólico, que consiste en una motilidad colónica activada por la ingesta del alimento, eliminándose una pequeña cantidad de heces.

Desarrollo motor

El desarrollo motor se refiere a la capacidad del niño para controlar el movimiento muscular, mismo que evoluciona de acuerdo con dos características: *1)* es descendente, es decir, primero se controla la cabeza y después las piernas, y *2)* es central: se controla primero el hombro y después las manos. Esto es importante para comprender por qué durante los primeros días de vida el niño prácticamente no se mueve y poco a poco adquiere capacidades que le permiten desarrollar diferentes habilidades, como "sostener" el seno de su madre o el biberón.

El desarrollo motor es decisivo para la alimentación del niño, por ejemplo, cuando controla la cabeza y tiene equilibrio al sentarse entonces puede alimentarse con una cuchara. Pero también determina sus necesidades calóricas, ya que las habilidades motoras aumentan las actividades de forma gradual: los niños que gatean gastan más energía que los que aún no pueden girar. El cuadro 20 describe las habilidades que se espera que los niños desarrollen conforme avanza su crecimiento.

Cuadro 20.
Habilidades motoras esperadas del niño de acuerdo con la edad

Edad	Habilidades
0	Permanece en posición fetal.
1 mes	Puede levantar el mentón.
2 meses	Trata de levantar el tórax y eventualmente lo logra.
3 meses	Trata de alcanzar objetos, independientemente de que lo logre o no.
4 meses	Se sienta con apoyo.
5 meses	Se sienta sobre el regazo de la madre sosteniendo objetos.
6 meses	Puede sentarse en una silla alta y sostiene objetos colgantes.
7 meses	Se sienta sin necesidad de apoyo.
8 meses	Permanece, sostenido por un adulto, en posición de pie.

Edad	Habilidades
9 meses	Permanece de pie con el apoyo de un mueble.
10 meses	Puede gatear.
11 meses	Puede establecer la caminata con apoyo de un adulto.
12 meses	Puede pararse con apoyo de un mueble.
13 meses	Puede subir escalones "a gatas".
14 meses	Puede permanecer de pie libre de apoyo.
15 meses	Puede caminar sin apoyo.

Desarrollo cognitivo

Los recién nacidos sanos tienen reflejos que los ayudan a alimentarse de manera exitosa durante las primeras seis semanas de vida, después aprenden a manifestar sus necesidades y deseos relacionando la satisfacción de su apetito con el placer de la alimentación. De acuerdo con la teoría del desarrollo cognitivo de Piaget y la teoría del desarrollo psicológico de Erikson, existen periodos específicos en los que el niño adquiere habilidades que le permitirán desarrollar otras habilidades subsecuentes. Si durante estas etapas los niños experimentan factores ambientales negativos, el desarrollo de las habilidades se verá comprometido, de manera que el dolor prolongado por padecimientos como el reflujo gastroesofágico, cólico o estreñimiento, así como un ambiente hostil, pueden significar problemas para la alimentación. Para el niño la boca es fuente de placer y de exploración, por lo que un recién nacido que tuvo apoyo para la respiración por un tiempo prolongado puede reproducir esa sensación cuando un alimento entre en su boca y sentir molestia en lugar de placer. El periodo específico para la alimentación oral puede explicar, al menos en parte, el desarrollo de trastornos de la conducta alimentaria en etapas posteriores de la vida (Spyreli *et al.*, 2019).

Con el tiempo los padres van aprendiendo a reconocer las aptitudes del niño: temperamento, reflejos, reacciones. En el mejor de los casos, a medida que crece la información disminuye la preocupación, por ejemplo, cuando los padres identifican que el niño puede acomodarse mejor en un ambiente ruidoso o en uno callado. Pero el caso contrario, el del desconocimiento, puede afectar la alimentación del lactante, por ejemplo, el exceso de probióticos y prebióticos contenidos en algunas fórmulas infantiles puede alterar la microbiota y la mucosa intestinal, pero los padres continúan con esta forma de alimentación porque la publicidad del sucedáneo especifica que es "lo mejor para su bebé" (Suez *et al.*, 2019).

El desarrollo cognitivo depende de la interacción entre los controles genéticos y el aporte de macro y micronutrimentos en los periodos específicos, pues la interacción del niño con el ambiente estimula el cerebro y favorece la estructuración del sistema nervioso central. En el cuadro 21 se describen las habilidades cognitivas esperadas en los niños según su crecimiento.

Cuadro 21.
Habilidades cognitivas esperadas de acuerdo con la edad del niño

Edad (meses)	Logros	Ejemplo
0-1	Los reflejos se vuelven coordinados	Succión del pezón
1-4	Aparecen reacciones circulares primarias (del niño hacia el mundo)	Succión del pulgar
4-8	Surgen reacciones circulares secundarias que permiten explorar el mundo de los objetos	Agitación de un juguete para escuchar un sonido
8-12	Se observan secuencias intermedias y terminales que marcan el inicio del comportamiento intencional	Desplazamiento de un obstáculo para alcanzar un juguete
12-18	Se desarrollan reacciones circulares terciarias que le permiten experimentar	Sacudida de diferentes juguetes para escuchar los diferentes sonidos
18-24	Se revela el procesamiento simbólico en el lenguaje, gestos e intentos de juego	Simulación del consumo de alimentos con un tenedor imaginario

EVALUACIÓN DEL CRECIMIENTO Y DESARROLLO DEL NIÑO LACTANTE

El crecimiento se define como el incremento de la masa corporal en el que se producen un aumento en el número de células, llamado hiperplasia, y un aumento en el tamaño de las células, llamado hipertrofia. A lo largo de la infancia ocurren tres periodos de crecimiento: el primero entre el nacimiento y los 12 meses de vida, el segundo en la edad preescolar-escolar y el tercero en la pubertad-adolescencia.

Entre las causas más probables de mortalidad infantil se encuentran bajo nivel socioeconómico, bajo peso al nacer, parto prematuro, acceso limitado a los servicios de salud, intervenciones médicas y embarazo en adolescentes (Cohen *et al.*, 2017). Todos estos factores afectan el estado nutricional e incrementan la probabilidad de muerte. Por esta razón se considera que el crecimiento óptimo del niño es el resultado de una adecuada interacción de las influencias genéticas y ambientales.

La Norma Oficial Mexicana para el control de la nutrición, crecimiento y desarrollo del niño y del adolescente (NOM-008-SSA2-1993) especifica una serie de procedimientos para la evaluación del estado de nutrición del recién nacido, misma que se determina a través de la interpretación de cuatro tipos de indicadores: clínicos, dietéticos, antropométricos y bioquímicos (al igual que en el caso de la madre).

Evaluación clínica

La evaluación clínica del recién nacido está a cargo del neonatólogo, quien evalúa que los reflejos y aptitudes del niño se manifiesten de acuerdo con los parámetros de referencia. Sin embargo, el profesional de la nutrición puede hacer preguntas dirigidas a la madre sobre los siguientes puntos:

- Frecuencia de la orina.
- Frecuencia de las evacuaciones.
- Patrones de sueño.

Durante su primer año de vida, el niño debe acudir al menos a siete consultas:

1ª: a los 7 días
2ª: a los 28 días
3ª: a los 2 meses
4ª: a los 4 meses
5ª: a los 6 meses
6ª: a los 9 meses
7ª: a los 12 meses

La edad debe registrarse en días o en meses y días, según corresponda. También deben evaluarse las áreas de lenguaje, socialización, coordinación y desarrollo motor.

El líquido amniótico que el niño llega a ingerir antes o durante el parto ayuda a la maduración de la pared intestinal. Se requieren seis meses o más para que el tracto gastrointestinal madure, así que los recién nacidos no disponen de todas las enzimas que sintetiza un adulto, pero su sistema gastrointestinal puede afrontar la digestión y la absorción de las grasas, las proteínas, los azúcares simples y los demás componentes de la leche. Los cólicos, el reflujo gastroesofágico, la diarrea y el estreñimiento pueden presentarse con frecuencia, pero en ningún caso afectan la capacidad del sistema gastrointestinal.

El peristaltismo gástrico (contracciones musculares) es lento en los primeros meses de vida, pero el intestinal es relativamente normal, por lo que las heces blandas son un indicador de una alimentación adecuada. Es común que las madres se preocupen porque esperan que su consistencia sea más parecida a la de un adulto y decidan cambiar la leche humana por fórmulas infantiles, afectando la osmolaridad de la leche y la microbiota intestinal, lo que influye de forma negativa en el tránsito intestinal (Liu *et al.*, 2019).

Evaluación dietética

La evaluación dietética del lactante se realiza a través del interrogatorio a la madre, de quien depende su alimentación. Las preguntas deben incluir:
- Tipo de alimentación: leche humana o fórmula.
- Si es el caso, tipo de fórmula infantil.
- Frecuencia de las tomas.
- Tiempo o cantidad que ingiere en cada toma.
- Alimentos que la madre ingiere para identificar los que pueden pasar a la leche.

Sin importar el patrón de alimentación que se adopte, es recomendable verificar de manera sistemática algunos signos de alimentación adecuada:
- Pérdida de no más de 7 por ciento de peso en la primera semana después del parto. Si la pérdida de peso es mayor, se debe acudir a consulta para descartar alguna complicación (DiTomasso y Paiva, 2018).
- Actitud alerta, despierto, con capacidad de respuesta.
- Frecuencia de orina de seis veces al día, con color amarillo pálido que indica una dilución adecuada. Si la orina es concentrada y con menor frecuencia indicará una alimentación inadecuada.
- Frecuencia de evacuaciones entre tres y cuatro veces al día, amarillentas, inconsistentes y "sucias", es decir, con algunas partículas pequeñas. Una menor frecuencia indicaría una alimentación deficiente.

El profesional de la salud debe promocionar la alimentación al seno y un proceso de alimentación complementaria adecuado.

Evaluación bioquímica

La evaluación bioquímica en los recién nacidos es poco usual en términos generales, relegando su uso para los casos de algún padecimiento (Rigo *et al.*, 2017).

Evaluación antropométrica

La evaluación del recién nacido registra la velocidad del crecimiento y desarrollo respecto del potencial genético, por lo que la evaluación antropométrica es el principal indicador que se emplea para la determinación del estado de nutrición del recién nacido.

En términos generales los recién nacidos sanos crecen más rápido que los prematuros y de bajo peso (Fenton *et al.*, 2018). Aunque es normal que los niños tengan periodos de mayor o menor velocidad en el crecimiento, la evaluación activa debe identificar procesos de enfermedad, desarrollo de la dentición, posiciones inadecuadas para la alimentación y alteraciones familiares que amenacen el ambiente del niño. Para ello se requiere una evaluación global. El monitoreo ayuda a identificar problemas de salud de manera temprana y prevenir o corregir cualquier retraso. Como mínimo deben realizarse mediciones de peso, longitud y perímetro cefálico, y adicionalmente pueden realizarse para el perímetro braquial.

La precisión en las mediciones y la correcta interpretación son elementos clave para valorar el patrón de crecimiento. La precisión exige básculas calibradas, infantómetro (para medir la longitud o talla) adecuado y cinta de fibra de vidrio para la medición del perímetro cefálico. Es esencial recurrir a técnicas estandarizadas y habilidades, como la colocación rápida y cuidadosa del niño, ya que este no controla sus movimientos y las mediciones deben hacerse de forma casi instantánea. Las básculas electrónicas que registran los datos de manera automática ayudan a prevenir errores y a disminuir el tiempo de medición, ya que en este caso no es necesario que el evaluador dicte el dato al apuntador.

La valoración antropométrica frecuente permite la identificación de alteraciones de salud y nutrición. Son cuatro los indicadores útiles en el recién nacido: peso, longitud, perímetro cefálico y perímetro braquial.

Peso. El peso al nacer es el indicador más confiable de salud durante el embarazo. Los recién nacidos de término suelen pesar entre 2 500 y 3 800 gramos (Hughes *et al.*, 2017). La probabilidad de que un recién nacido sea hospitalizado, o muera, disminuye conforme el peso se acerca a los límites recomendados.

Longitud. La distancia que existe entre los pies y la cabeza se llama longitud cuando el niño es menor de dos años, y se llama talla a partir de los 2 años de edad. Esta medición refleja la salud ósea del recién nacido: la longitud baja refleja una desnutrición crónica y es difícil recuperarla, por eso es importante monitorear el crecimiento. Los recién nacidos de término suelen medir entre 47 y 54 cm; al año la longitud ideal debe ser de 75 a 77 centímetros.

Perímetro cefálico. El perímetro cefálico indica el crecimiento cerebral. Si no se incrementa de manera típica es probable que tampoco lo hagan el peso ni la talla. Si aumenta de manera rápida es recomendable descartar cualquier trastorno que comprometa el desarrollo cerebral.

Perímetro braquial. La circunferencia media del brazo tiene una alta capacidad predictiva para desnutrición aguda y crónica. Durante el primer año de vida debe incrementarse en 5-6 cm, junto con el perímetro cefálico, este es un indicador de deficiencia nutricional (Sánchez *et al.*, 2004).

Interpretación de los datos. El peso de un recién nacido sano se duplica durante los primeros 5 o 6 meses de vida, y se triplica al año. Actualmente se dispone de las tablas de crecimiento infantil que los Centros para el Control y la Prevención de Enfermedades (CDC, por sus siglas en inglés) publicaron en 2000, así como con los estándares de crecimiento infantil que la Organización Mundial de la Salud (OMS) publicó en 2006. Ambos conjuntos de parámetros se basan en mediciones de lactantes con equipo calibrado y técnicas estandarizadas para interpretar tres indicadores (Mei *et al.*, 2008):

- Peso/edad: el peso esperado de acuerdo con la edad.
- Talla/edad: la talla esperada de acuerdo con la edad.
- Peso/talla: el peso esperado de acuerdo con la talla.

Ambos referentes difieren en cuatro importantes aspectos (Van den Broeck *et al.*, 2009):

1. Las tablas de los CDC se basaron en niños residentes en Estados Unidos; los parámetros de la OMS se basan en datos provenientes de seis países: Brasil, Ghana, Estados Unidos, India, Noruega y Omán.
2. Las tablas de los CDC son una referencia descriptiva que refleja *cómo han crecido los lactantes,* mientras que los parámetros de la OMS describen *cómo deberían crecer los lactantes.*
3. La elaboración de las tablas de los CDC incluyó 66 por ciento de ni-

ños alimentados con fórmula y 33 por ciento de niños alimentados con leche humana durante los primeros tres meses. En los parámetros de la OMS todos los niños fueron alimentados con leche humana durante cuatro a seis meses y ninguno vivía con madres fumadoras.
4. Adicionalmente, los datos de los CDC muestran mayor prevalencia de niños con bajo peso para la edad y baja talla para el peso a los 12 meses.

Estas diferencias han provocado que desde 2010 los CDC y otras instituciones respalden los estándares de la OMS como referente para los lactantes (excepto para IMC de 0-24 meses). Los estándares de la OMS incluyen gráficas para el rango de edad de 0 a 6 meses y de 6 meses a 2 años para ambos géneros. Los patrones de crecimiento de la OMS se pueden encontrar en la página de la institución.[1]

Cuanto mayor sea la frecuencia de medición y de registro del crecimiento, mayor será la probabilidad de prevenir retrasos a pesar de errores pequeños y de intervenir nutricionalmente con eficacia. Una ventaja para la evaluación es que durante el periodo de lactancia el crecimiento es tan rápido que es más fácil detectar problemas de crecimiento que en otras etapas de la vida, ya que el peso y la talla aumentan cada mes durante este periodo, mientras que en niños mayores sucede de manera mensual y después anual. Los signos de alerta más evidentes son el estancamiento del peso, de la talla o del perímetro cefálico durante más de un mes, así como la disminución del peso sin recuperación.

Es importante tener en cuenta que la tasa de crecimiento o de aumento de peso durante la lactancia no significa un factor predictivo de patrones de crecimiento futuros ni de sobrepeso a largo plazo.

NECESIDADES DE ENERGÍA
Y NUTRIMENTOS DEL LACTANTE

No hay otra fase de la vida en que la nutrición sea tan importante como en el desarrollo del feto y del recién nacido. Desde la concepción y hasta el primer año de vida la nutrición adecuada es esencial para la formación de tejidos, el desarrollo neurológico y el crecimiento óseo, junto con su modelación y remodelación. La capacidad de alcanzar el potencial máximo físico e intelectual

[1] OMS, Organización Mundial de la Salud, Patrones de crecimiento infantil, disponible en: https://www.who.int/childgrowth/standards/es/ [consultado: 31 de julio de 2019].

en la edad adulta se determina en su mayor parte por la nutrición recibida durante el embarazo y la lactancia.

La nutrición en el primer año de la vida debe satisfacer las necesidades para el crecimiento y la maduración de tejidos y órganos del niño, porque se ha demostrado que tiene implicaciones positivas o negativas en la morbilidad y mortalidad en la edad adulta, sobre todo en el desarrollo de enfermedades crónico-degenerativas (Warrington *et al.*, 2019). Para permitir el crecimiento y desarrollo óptimos se deben aportar todos los elementos necesarios para la nutrición a través de una alimentación adecuada de acuerdo con las funciones digestivas, metabólicas y renales del niño. Estas necesidades deben considerarse cualitativa y cuantitativamente, de manera que se aporten los elementos necesarios para la formación de nuevos tejidos en las cantidades requeridas. Los requerimientos de energía y nutrimentos de los lactantes aumentan conforme avanza la edad, esto se explica por el aumento en su peso, la velocidad de crecimiento, las adaptaciones en el ciclo de sueño y vigilia, la temperatura y el clima endémico, la actividad física individual, la respuesta metabólica a los alimentos y el estado de salud-enfermedad del niño.

La primera fuente de energía en cualquier etapa de la vida es la glucosa. Si el organismo carece de glucosa recurrirá a la obtención directa de energía a través de los lípidos, y en forma indirecta recurrirá al sacrificio de las funciones de formación y reparación de tejido de los aminoácidos con grupos laterales glucosídicos para proporcionar energía. Esta forma de catabolismo se presenta en los adultos que cursan con alguna enfermedad o desnutrición en cualquier grado, pero en los recién nacidos puede ocurrir diariamente, si es necesario. De la misma forma, la utilización de grasas como fuente de energía en los lactantes también se puede incrementar si el aporte de glucosa es deficiente.

Requerimientos de energía

Debido a la velocidad de crecimiento y desarrollo, los requerimientos de energía en los lactantes son más elevados que en cualquier otro momento de la vida: de 80 a 120 kcal por cada kilogramo de peso, mientras que un adulto requiere entre 25 y 30 kcal por cada kilogramo de peso corporal. Durante el primer semestre de vida necesitan 108 kcal/kg/día; durante el segundo semestre, 98 kcal/kg/día.

Por ejemplo:

1. El requerimiento de energía de un lactante que nació hace un mes y pesa 4.5 kg es de 486 kcal/día (108 kcal × 4.5 kg = 486 kcal /día).

2. El requerimiento de energía de un lactante que nació hace siete meses y pesa 8.3 kg es de 813.4 kcal/día (98 kcal × 8.3 kg = 813.4 kcal/día).

Actualmente hay posturas que sugieren que estos requerimientos están elevados en 15 por ciento (Han *et al.*, 2019), sin embargo, la evidencia que sustenta esta teoría todavía es insuficiente y, ante la duda, es mejor monitorear el exceso y hacer adaptaciones que tratar de subsanar retrasos en el crecimiento y desarrollo que pueden ser incorregibles. Los recién nacidos prematuros requieren entre 124 y 130 kcal/kg/día (Hay *et al.*, 2014).

Requerimientos de proteína

El crecimiento y desarrollo del niño en su primer año de vida demandan proteínas para la construcción de tejidos, equilibrio hídrico, transporte de nutrimentos, reacciones enzimáticas, formación del sistema inmune, producción de hormonas, regulación ácido-base y establecimiento de la visión. Las proteínas aportan el nitrógeno necesario para la renovación de los aminoácidos y para la síntesis de las diferentes proteínas en el organismo.

Igual que sucede con la energía, la demanda ponderal de proteína es más elevada conforme la edad es menor. Los requerimientos para el primer semestre de la vida son de 2.2 gramos por cada kilogramo de peso; para el segundo semestre son de 1.6 gramos por cada kilogramo de peso. En condiciones ideales de peso, el porcentaje de proteínas representa 8.1 por ciento y 6.5 por ciento del valor energético total durante el primero y segundo semestres, respectivamente.

Ejemplos:

1. El requerimiento de proteína de un lactante que nació hace un mes y pesa 4.5 kg es de 9.9 g/día (2.2 g × 4.5 kg = 9.9 g/día).
2. El requerimiento de proteína de un lactante que nació hace siete meses y pesa 8.3 kg es de 13.28 kcal/día (1.6 g × 8.3 kg = 13.28 g/día).

Es importante mencionar que los lactantes necesitan mayor proporción de aminoácidos esenciales que los adultos: 43 por ciento contra 19 por ciento. Por otro lado, además de los ocho aminoácidos esenciales (isoleucina, leucina, lisina, metionina, fenilalanina, treonina, triptófano y valina) la histidina y la cisteína deben ser considerados como esenciales para los lactantes, debido a que la capacidad de síntesis en este periodo de la vida es limitada.

Requerimientos de lípidos

Cuanto más cercano al nacimiento, los recién nacidos utilizan más grasas como fuente de energía para el desarrollo del cerebro, gónadas, hígado, músculos lisos y músculos estriados. Algunos autores proponen que durante el primer semestre de la vida la grasa debe representar entre 40 y 55 por ciento del valor energético total, y de 30 a 35 por ciento durante el segundo semestre. El establecimiento de una cantidad específica recomendada de lípidos es difícil debido a que la velocidad de digestión y transporte varía de acuerdo con la longitud de las cadenas, pero según el aporte de la leche humana, que siempre será el parámetro a imitar, se sabe que corresponde aproximadamente a 50 por ciento del valor energético total.

Hay que recordar que en esta etapa de la vida el mayor aporte energético lo proporcionan los lípidos (aunque la primera *fuente* de energía es la glucosa), razón por la cual en este libro se maneja 50 por ciento durante el primer semestre, que corresponde a lactancia exclusiva. Así, el requerimiento de lípidos para cada etapa de la lactancia puede estimarse como se detalla en el cuadro 22:

Cuadro 22.
Requerimiento de lípidos durante el primer año de vida

Edad en meses	Porcentaje del valor energético total
0 a 5	50
6 a 7	45
8 a 9	40
10 a 12	35

Ejemplos:
1. El aporte adecuado de lípidos de un lactante de 1 mes de nacido, que requiere consumir 486 kcal/día es de 27 g/día: 486 kcal $\times$ 0.50 = 243 kcal, que equivalen a 27 gramos.
2. El aporte adecuado de lípidos de un lactante de 7 meses de edad, que requiere consumir 813.4 kcal/día, es de 45.1 g/día: 813.4 kcal $\times$ 0.45 = 366 kcal, que equivalen a 40.6 gramos.

El consumo de grasas suele caer drásticamente al introducir alimentos diferentes de la leche, ya que las frutas, las verduras y los cereales son los primeros alimentos que suelen incluirse, y están prácticamente libres de este sustrato.

Es importante asegurar el consumo adecuado de grasas ofreciendo al niño alimentos que contengan este nutrimento, además de la leche humana.

Requerimientos de hidratos de carbono

Durante el primer semestre los hidratos de carbono deben representar alrededor de 40 por ciento de la energía total, porcentaje que irá en aumento progresivo hasta alcanzar de 55 a 60 por ciento, cuando el niño se incorpore a la dieta familiar. Así, el requerimiento de hidratos de carbono durante el primer año de vida puede estimarse como se muestra en el cuadro 23:

Cuadro 23.
Requerimiento de hidratos de carbono durante el primer año de vida

Edad en meses	Porcentaje del valor energético total
0 a 5	42.0
6 a 7	48.5
8 a 9	53.5
10 a 12	58.5

Si el porcentaje de proteínas difiere del ideal, conviene ajustar el aporte de hidratos de carbono para completar 100 por ciento del valor energético total, dejando el porcentaje de grasas tal como se recomienda, puesto que en esta etapa de la vida el consumo de grasas es decisivo.

Como el único alimento durante la lactancia temprana es la leche, la lactosa es el hidrato de carbono predominante en la dieta y, una vez iniciada la alimentación complementaria, la lactosa, dextrinomaltosa, almidón, fructosa y sacarosa son los que predominan, ya sea a partir de alimentos naturales o de alimentos preparados de manera industrial. Es importante tomar en cuenta la importancia de evitar lo más posible que el niño se acostumbre al sabor dulce de la fructosa y la sacarosa, por lo que restringir estos azúcares es recomendable.

Requerimientos de micronutrimentos

Los requerimientos establecidos en esta sección están basados en las *Recomendaciones de ingestión de nutrimentos para la población mexicana* (RIN) publicadas por Bourges y sus colaboradores (2008).

Calcio y fósforo. El calcio y el fósforo son elementos esenciales para la formación de hidroxiapatita, el compuesto base para la formación de tejido óseo (De Vizia y Mansi, 1992). La recomendación de calcio es de 210 mg/día para el primer semestre y 270 mg/día para el segundo, mientras que la de fósforo es de 100 mg y 275 mg, respectivamente. Para fines prácticos, se recomienda que el lactante ingiera la suma de 300 mg/día de calcio y fósforo durante el primer semestre, 500 mg/día durante el segundo y 900 mg/día a partir del año, en una relación máxima calcio/fósforo 1:1, que puede llegar hasta 1:1.5, pero no mayor, porque el exceso de fósforo puede provocar excesiva contracción muscular, coagulación y calcificación de tejidos no esqueléticos, en especial en riñones. La ingesta elevada de calcio puede provocar hipercalciuria y litiasis renal, así como menor absorción de hierro, zinc y manganeso.

Vitamina D. La mineralización ósea con calcio requiere vitamina D o sus precursores, como el colecalciferol. Los lactantes requieren 5 μg/día durante los primeros 12 meses de vida. La leche humana aporta una cantidad inferior a 1μg/día, por lo que se recomienda una dosis extra para los lactantes que se alimentan exclusivamente al seno materno, que se puede obtener con baños de sol de 15 minutos al día sin bloqueador solar. En casos específicos se puede recurrir a la suplementación con 200 UI (5 μg) al día y 400 UI (10 μg) en los meses de escasa luz solar. Los niños que consumen al menos un litro de fórmula al día no requieren suplementación alguna (Bae y Kratzsch, 2018).

Vitamina A. La vitamina A participa en la diferenciación celular de células epiteliales y caliciformes, encargadas de la producción de moco. También mantiene la forma de la opsina, proteína que convierte la energía luminosa captada por el ojo en impulsos nerviosos, y puede funcionar como antioxidante, cuando el betacaroteno no es convertido por completo en retinol (Darlow *et al.,* 2016). Es comprensible que sus necesidades aumentan en periodos de rápido crecimiento, por lo que varían con la edad, y son de 400 μg/día para el primer semestre y 500 μg/día para el segundo.

Vitamina K. La vitamina K participa en la coagulación de la sangre activando la protrombina, y en la síntesis de proteínas que fijan los minerales a los huesos. Se sintetiza de manera natural por la microbiota intestinal que se forma a partir de la segunda semana posterior al nacimiento, por lo que en los recién nacidos suele ser necesaria la suplementación con una dosis única al momento del parto (American Academy of Pediatrics Committee on Fetus and Newborn, 2003). Después, los lactantes deben sintetizar 2 μg/día durante el primer semestre y 2.5 μg/día durante el segundo.

Vitamina E. Esta vitamina actúa como antioxidante proporcionando estabilidad a los ácidos grasos poliinsaturados, lipoproteínas LDL y vitamina A. También es necesaria para el funcionamiento de los glóbulos rojos (Da Silva *et al.*, 2016). Los lactantes deben consumir 4 mg/día durante el primer semestre y 5 mg/día durante el segundo.

Hierro. El requerimiento de hierro de los recién nacidos durante el primer semestre de vida es de 0.27 mg por día, mientras que en el segundo semestre es de 16 mg por día. Esta disparidad obedece a que cuanto más cercano al parto, los recién nacidos tienen concentraciones de hierro que reflejan la salud de la madre durante el embarazo. La leche humana contiene una cantidad muy baja de hierro, pero suficiente para cubrir los requerimientos del lactante hasta las ocho semanas de vida, a partir de entonces el lactante obtiene el hierro de las reservas. Se estima que a partir del cuarto al sexto mes de vida este nutrimento se debe proporcionar a través de los alimentos. Desde 2010 se recomienda asegurar la cobertura por medio de suplementos que se administran en forma líquida, ya sea con gotero a la boca del lactante o a la leche (Petry *et al.*, 2016). Es importante que la ingesta total de hierro suplementado no exceda 15 mg/día.

Vitamina C. Esta vitamina desempeña un importante papel en la formación de colágeno para la síntesis y reparación de tejidos. También es un potente antioxidante, ya que pierde electrones fácilmente y los dona a los radicales libres. De esta manera protege al organismo del estrés oxidativo y mejora la absorción del hierro. Los lactantes deben consumir 40 mg/día y 50 mg/día durante el primero y segundo semestres, respectivamente. De ser el caso, se recomiendan las fórmulas infantiles que contienen una proporción vitamina C/hierro de 5:1 para favorecer la absorción de este último (Giménez y Martin, 2012).

Flúor. El requerimiento de flúor en los lactantes es de 0.01 mg/día durante el primer semestre de vida y de 0.45 mg/día para el segundo semestre. El flúor se incorpora al esmalte de los dientes antes de que broten, por lo que si no se cubre el requerimiento aparecerán caries en etapas tempranas de la vida; por el contrario, si se cubre en exceso, los dientes pueden aparecer con manchas.

La concentración de flúor en la leche humana es baja, pero al introducir alimentos diferentes de la leche se puede proporcionar agua libre o embotellada al lactante (fluorada), así como comenzar el hábito de "lavado de dientes" con pasta fluorada. Los niños alimentados con fórmulas infantiles obtienen este aporte a través del agua con que se prepara la fórmula.

Sodio, cloro y potasio. El sodio, el cloro y el potasio son componentes primordiales para regular el equilibrio electrolítico y la hidratación. La ingesta de cantidades insuficientes de sodio puede provocar hiperaldosteronismo con la consecuente pérdida de potasio y retraso de crecimiento. Por el contrario, la ingesta excesiva de sodio puede provocar alteración hidroelectrolítica a corto plazo y el desarrollo de hipertensión a largo plazo, así como el aumento en la excreción de calcio y daño neuronal (Blohm *et al.*, 2018). Se necesitan 120 mg diarios de sodio durante el primer trimestre y 200 mg diarios durante el segundo semestre de vida. El cloro se encuentra unido al sodio en el exterior de las células y al potasio en el interior. Además de su papel en el equilibrio hidroelectrolítico, el cloro forma parte del ácido clorhídrico, necesario para los procesos de digestión. El potasio es necesario para la transmisión de impulsos nerviosos y contracción muscular, como sucede en la bomba de sodio y potasio. La leche humana contiene cantidades suficientes de estos elementos y las fórmulas infantiles se adicionan con las cantidades adecuadas. Es importante verificar que la suma de sodio, cloro y potasio no exceda 50 miliequivalentes (número de cargas) por cada 100 mL de fórmula infantil, de ser el caso. Los alimentos diferentes de la leche que se ofrecen al niño durante la ablactación (incorporación progresiva a la dieta del bebé) cubren los requerimientos sin la necesidad de adicionar (O'Halloran *et al.*, 2016).

En general, todos los recién nacidos pueden mantener su equilibrio hídrico sin dificultad, aunque no manifiestan la sensación de sed como la de hambre. Los de menor edad sudan menos que los mayores, disminuyendo las pérdidas de agua, pero en condiciones de diarrea y vómito pueden perderse líquidos y también sodio, lo que incrementa el riesgo de deshidratación.

Magnesio. El magnesio es necesario para las funciones de contracción muscular y del metabolismo energético. Sus requerimientos no están bien establecidos, pero se estiman en 36 mg/día y 90 mg/día para el primero y segundo semestres, respectivamente.

Yodo. El yodo es un elemento necesario para el desarrollo del sistema nervioso central y para el metabolismo de las hormonas tiroideas. Se establece un requerimiento de 110 µg/día por día para el primer semestre y 130 µg/día para el segundo en lactantes mexicanos.

Cobre. El cobre es un elemento que forma parte de las enzimas que sintetizan colágeno y que consumen oxígeno para la conversión, por ejemplo, de hierro férrico a ferroso. El equilibrio en la homeostasis del cobre se consigue tras la ingesta de 135 a 270 µg/día a partir de leche humana en cualquier momento de la lactancia. Es importante destacar que, aunque las fórmulas infantiles pueden contener el doble de esta cantidad, la **biodisponibilidad** es mucho menor, por lo que pueden presentarse signos de deficiencia, sobre todo cuando la fórmula es a base de soya (Kodama, 2018). Se recomienda la ingesta de 450 µg/día o mayor, si es a base de soya, pero no debe rebasar el consumo de 900 µg/día.

Selenio. El selenio tiene la capacidad de sustituir al azufre durante la síntesis de metionina, cisteína y cistina. Además, trabaja como antioxidante junto con la vitamina E en la proteína **glutatión** peroxidasa. Se estima que la ingesta de 14 µg/día y 21 µg/día es suficiente para saturar la glutatión peroxidasa durante el primero y segundo semestres, respectivamente.

Manganeso. El manganeso es un cofactor de las enzimas que participan en el metabolismo de hidratos de carbono, lípidos y aminoácidos, así como en la formación de huesos. No existen datos suficientes para establecer los requerimientos de este elemento, pero internacionalmente se estima que una cantidad de 0.5 µg/día es suficiente para asegurar su función en los lactantes. Este elemento se encuentra en cantidades adecuadas en la leche humana y en las fórmulas infantiles.

Molibdeno. El molibdeno forma parte de las metaloenzimas, encargadas de la expresión genética, es decir, de la síntesis de proteínas. Se ha sugerido que la ingesta de este mineral a través de la leche humana es insuficiente, pues aporta alrededor de 4.5 µg/día, siendo 30 µg/día la ingesta mínima recomendada, sin embargo, no se han observado efectos adversos.

Cromo. El cromo participa en el metabolismo de hidratos de carbono y lípidos, al potenciar la acción de la insulina. La ingesta recomendada para los lactantes mexicanos es de 0.2 y 5.5 µg/día para el primero y segundo semestres, respectivamente.

Metales pesados. Concentraciones elevadas de plomo pueden afectar el desarrollo del cerebro del recién nacido e interferir con la absorción de hierro y calcio (Silver *et al.*, 2016). Este contaminante puede encontrarse en tuberías de plomo y en pinturas a base de plomo que se utilizaban en construcciones anteriores a 1950. Estas pinturas tenían un sabor dulce que atraía a los niños a "chuparlas". Ya no se fabrican, pero si la casa que habita el niño se construyó antes de esa fecha se debe tener precaución y vigilar al niño. Actualmente la vía más común de contaminación con plomo es la gasolina. Otros minerales que pueden causar toxicidad son el mercurio, el cadmio, el aluminio y el arsénico, minerales contaminantes que perjudican el crecimiento, la capacidad funcional y la salud en general (Rebelo y Caldas, 2016).

Requerimientos de agua

Las necesidades diarias de agua en el lactante son de aproximadamente 110 a 150 mL/kg/día. Estos requerimientos se cubren adecuadamente a través de la leche; por ejemplo, un lactante que pesa 5.5 kg y que consume 750 mL de leche al día, ingiere 652.5 mL de agua, equivalentes a 118 mL/kg/día. Sin embargo, el requerimiento puede variar ampliamente debido a la temperatura ambiental, fiebre, pérdidas anormales por orina, sudor y heces, y por la carga de solutos en la alimentación. En casos de deshidratación se deberá valorar la necesidad de incluir un hidratante adicional de acuerdo con las especificaciones de la Norma Oficial Mexicana para la atención a la salud del niño (DOF, 2000).

Capítulo 3

Formas de alimentación durante el primer año de vida

La alimentación del lactante pasa por dos periodos, de acuerdo con el grado de madurez orgánica y la velocidad de crecimiento. El primero es el de lactancia exclusiva y comprende el primer semestre de vida; el segundo es el llamado de transición o de seguimiento y corresponde al segundo semestre de vida, cuando el lactante alcanza la madurez en los procesos de digestión y absorción intestinal, así como en las enzimas del metabolismo y de la excreción renal, próxima a la de un adulto. Este segundo periodo se caracteriza por la diversificación alimentaria y progresiva hasta igualar la dieta familiar al término de los 12 meses.

El único alimento que debe ingerir el niño durante el periodo de lactancia exclusiva es la leche, de preferencia natural, es decir, humana; aunque por diversos motivos puede ser artificial a través de sucedáneos, también llamados fórmulas infantiles. El término *lactancia natural* se refiere a la alimentación del niño con leche humana, que es el alimento ideal, puesto que su composición está adaptada específicamente a las características digestivas y de crecimiento del niño. Es necesario destacar que además de nutrimentos esenciales, la leche humana contiene enzimas que participan en la digestión, así como sustancias bacteriolíticas, factores bífidos, factores de crecimiento, y bacterias probióticas.

Estas características son las que se busca repetir en la preparación de fórmulas infantiles, aunque hasta la fecha se está muy lejos de lograr reproducir el patrón de manera íntegra, ya que la leche humana contiene varios miles de elementos diferentes, muchos de los cuales son imposibles de conocer y, por lo tanto, reproducir.

El término *lactancia artificial* se refiere a la alimentación del niño a través de sucedáneos de la leche humana, que en general son derivados de la leche de vaca y tienen la intención de parecerse lo más posible a la leche humana, que es el alimento óptimo. Actualmente se dispone de una gran variedad de opciones derivadas del conocimiento, cada vez mayor, de la composición de la leche humana y del avance tecnológico en materia de industria alimentaria.

Se llama *lactancia mixta* a la alimentación por medio de leche humana complementada con sucedáneos. Aunque se trata de una situación poco frecuente, si las glándulas mamarias son incapaces de producir leche suficiente, la lactancia mixta es la mejor opción; asimismo, las madres que trabajan también pueden optar por esta forma de lactancia. Existen dos formas de lactancia mixta: *a)* dar primero el pecho y completar la toma con la fórmula infantil, y *b)* dar una toma completa de leche humana y la siguiente de fórmula infantil. Dado que la leche humana se libera en tres fracciones (solución, suspensión y emulsión), la segunda opción es la que afectaría menos al niño. Para mejor comprensión se recomienda revisar el tema de composición de la leche humana que se presenta más adelante.

La leche humana, especialmente mediante el amamantamiento, es la forma de alimentación recomendada y debe elegirse sobre cualquier otra opción. En numerosas ocasiones la lactancia materna se interrumpe por motivos no justificados, pero en la práctica son muy pocas las situaciones en las que la lactancia al seno está contraindicada:

- Galactosemia: malabsorción congénita de galactosa (uno de los monosacáridos de la lactosa).
- Deficiencia primaria de lactasa.
- Infección materna con el virus de VIH, excepto en entidades de extrema desnutrición (Le Roux *et al.*, 2016).
- Infección materna con el virus de leucemia humana de células T (Torimiro *et al.*, 2018).

Contrario a lo que se puede pensar, la lactancia materna no está contraindicada en casos de virus de hepatitis A, B o C. En los casos del tipo A y B únicamente debe indicarse la profilaxis adecuada para evitar la transmisión.

LECHE HUMANA: EL ALIMENTO POR EXCELENCIA

Durante la historia del hombre los neonatos y niños menores de un año se han desarrollado con un único alimento: la leche humana. Pero durante la primera mitad del siglo XX esta pasó de ser el único alimento a una alternativa que empezó a competir con los sucedáneos de la leche humana, es decir, las fórmulas infantiles. El hecho de que el recién nacido se alimentara por medio de fórmula infantil representaba mayor poder adquisitivo, acompañado por un pensamiento moderno y un estatus social más alto. Afortunadamente esta oleada no duró mucho tiempo, pues a partir de la década de 1970 surgió un movimiento que aludía a la "vuelta a la naturaleza" en el que se calificaba al amamantamiento como un acto de simplicidad junto con una aversión implícita a las grandes empresas corporativas (Kirk, 1980). Simultáneamente a este movimiento la OMS, el Fondo de las Naciones Unidas para la Infancia (UNICEF) y La Liga de la Leche intensificaron la promoción de las ventajas nutricionales, inmunológicas, emocionales y financieras de la lactancia al seno, entre estas, la disminución del riesgo de sangrado uterino por rápida involución, la reducción de riesgo de cáncer de mama y el establecimiento de una adecuada relación entre la madre y el neonato.

Con la leche humana la mujer ofrece al niño un alimento completo destinado a cubrir sus necesidades nutricionales y perfectamente adaptado a sus posibilidades digestivas y metabólicas. Debido a estos y otros beneficios que la alimentación al seno implica para la madre y para el neonato, se recomienda mantener la lactancia exclusiva al seno durante los primeros 4 a 6 meses de vida y, complementada con otros alimentos, prolongarla hasta los 12 meses, aunque actualmente la OMS, la UNICEF y la Liga de la Leche recomiendan que se extienda hasta los 2 años de edad (Bell y Condò, 2017). Los niños que nacieron prematuros resultan especialmente beneficiados con esta forma de alimentación.

La leche humana debe verse como el beneficio superior y no como una alternativa de alimentación, aunque en algunas circunstancias específicas la alimentación al seno es imposible y entonces se debe recurrir al uso de sucedáneos de la leche humana, entre los cuales hay que elegir la mejor opción para el lactante. Ya sea al seno o con fórmulas infantiles, para los menores de 4 a 6 meses se recomienda evitar el uso de otros líquidos y alimentos diferentes de la leche.

La leche humana es el alimento más completo para el ser humano menor de 6 meses; además, la lactancia conlleva otros beneficios para la madre y para el niño que se traducen en una menor tasa de mortalidad infantil en todos los países (Del Ciampo y Del Ciampo, 2018). Su composición es distinta de la leche de otros mamíferos, razón por la que a partir de ahora nos referiremos a ella con el término de *leche humana*.

Beneficios de la lactancia

A continuación describiremos los beneficios para la madre y para el lactante.

Beneficios para la madre

Hormonales. La lactancia aumenta los niveles de oxitocina, que estimula las contracciones uterinas y previene el sangrado (Schalla *et al.*, 2017).

Físicos. Entre los beneficios físicos se encuentra la pérdida de peso, pero si no se sigue un plan de alimentación adecuado, la pérdida se vuelve tan probable como la ganancia. La alimentación al seno disminuye el riesgo de desarrollar cáncer de ovario y de mama, y la transferencia de inmunoglobulinas brinda protección a las glándulas mamarias previniendo infecciones. En las seis semanas posteriores al parto, la mayoría de las funciones orgánicas regresan paulatinamente a un estado similar al que se tenía antes de la gestación, lo que se conoce como involución. En las mujeres que amamantan, este proceso es más rápido que en las mujeres que alimentan a sus hijos con fórmulas infantiles.

Psicológicos. El apego entre la madre y su hijo durante el amamantamiento intensifica los lazos materno-infantiles. Este es el beneficio más destacado, pero también es importante resaltar que la pérdida de peso favorece la autoestima de la mujer y aumenta su autoconfianza.

Beneficios para el lactante

Nutricionales. La leche humana es el tipo de nutrición óptima por la elevada biodisponibilidad de sus nutrimentos (Chinea *et al.*, 2017). Al ser isoosmótica permite que se prescinda de la necesidad de un líquido diferente de la leche y evita la carga renal. Las proteínas del suero forman un cuajo suave fácil de digerir.

Inmunológicos. La leche humana contiene antígenos de histocompatibilidad: IgA, IgG, IgE, IgD, IgM y células T. También contiene proteínas transportadoras, enzimas y factores específicos que protegen de infecciones y favorecen la microbiota intestinal.

Factores de crecimiento. Entre sus componentes, la leche humana contiene hormona de crecimiento e insulina que estimulan la maduración del tubo digestivo. El proceso de maduración tarda seis meses o más, pero en lactantes alimentados con sucedáneos el tiempo puede ser hasta de un año.

Disminución de enfermedades. La alimentación al seno disminuye el riesgo de desarrollar enfermedades agudas como las gastrointestinales, infecciones de vías respiratorias y otitis media, así como enfermedades crónicas: enfermedad celíaca, enfermedad inflamatoria intestinal, leucemia, asma, así como dermatitis.

Beneficios cognitivos. La mayoría de los niños logra niveles promedio de IQ, pero en los lactantes amamantados se observan niveles superiores, independientemente de su peso al nacer y del término de la gestación.

Efectos analgésicos. Diversos estudios sugieren que la lactancia materna reduce la sensación del dolor en los lactantes al momento de realizar una venopunción o de aplicar una vacuna (Shah *et al.*, 2012).

Sobrepeso. Al cumplir 1 año de edad, los niños amamantados suelen tener menos peso que los que reciben sucedáneos. La razón aún se desconoce, pero se propone que entre las hormonas de la leche humana se encuentran la grelina y la leptina, que equilibran la sensación de hambre y saciedad (Quinn *et al.*, 2015); aunque tal vez se deba a que los padres de los niños amamantados son capaces de transmitir mejores hábitos de alimentación.

Producción de leche humana

La lactancia se lleva a cabo como consecuencia de los cambios mamarios que se produjeron durante la gestación, en respuesta a las hormonas que secreta la placenta; especialmente progesterona, estrógenos y lactógeno placentario. Puesto que la placenta se desprende también en forma rápida y brusca, el parto conlleva una disminución súbita e inmediata de estas hormonas, lo que permite que la prolactina pueda actuar sobre el tejido mamario induciendo la secreción de leche dentro de los 30 minutos posteriores al parto. Después del parto, los niveles de prolactina en plasma disminuyen con respecto a los que se registraban durante el embarazo, pero aumentan progresivamente como reflejo del proceso de lactancia.

Además, la neurohipófisis secreta oxitocina, hormona responsable de la liberación de leche tras la contracción de las células mioepiteliales de los conductos galactóforos.

Preparación de las glándulas mamarias. Durante la pubertad los ovarios liberan estrógenos y progesterona que determinan el desarrollo de la estructura lobular mamaria dentro de los 12 a 18 meses después de la menarca. Conforme maduran los sistemas y conductos, aparecen las células que en una etapa posterior de la vida sintetizarán la leche, así como los tejidos graso y fibroso alrededor de los conductos; los pezones crecen y cambian de color.

La figura 7 muestra la estructura alveolar de la glándula mamaria cuyas unidades funcionales son los alveolos. Cada alveolo se compone de un racimo de células secretoras y un ducto que libera la leche hacia los conductos.

Varios alveolos se agrupan en un lóbulo. Los conductos están distribuidos como las ramas de un árbol y cada uno se comunica con uno más grande hasta terminar en el pezón. Durante la pubertad se desarrolla el sistema de conductos, lóbulos y alveolos, pero este sistema permanece inactivo hasta el embarazo, durante el cual crece el entramado de conductos.

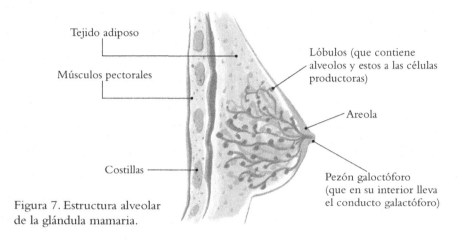

Tejido adiposo

Músculos pectorales

Costillas

Lóbulos (que contiene
alveolos y estos a las células
productoras)

Areola

Pezón galoctóforo
(que en su interior lleva
el conducto galactóforo)

Figura 7. Estructura alveolar
de la glándula mamaria.

El desarrollo y la adaptación de las glándulas mamarias para la producción de leche humana depende de la actividad de las siguientes hormonas:

Hormona de crecimiento. Su función es el desarrollo de los alveolos de la glándula mamaria durante la pubertad y la adolescencia.

Estrógeno. Esta hormona está involucrada en el crecimiento de los conductos alveolares durante la adolescencia a partir de la menstruación y durante el embarazo.

Progesterona. Está involucrada en el desarrollo de los alveolos después de la menarca y durante el embarazo.

Lactógeno placentario. Esta hormona está implicada en el crecimiento de los alveolos durante el embarazo.

Prolactina. Esta hormona se encarga de la producción de leche desde el tercer trimestre del embarazo y hasta el destete.

Oxitocina. En simbiosis con la prolactina, la oxitocina se encarga de la liberación de la leche desde el parto y hasta el destete. La succión del niño es el principal estímulo para la producción y liberación de prolactina y oxitocina.

En el primer trimestre de gestación las mamas y los pezones presentan sensaciones dolorosas que disminuyen al final del mismo periodo. En este momento comienza a ser evidente su crecimiento. Para el tercer trimestre los pezones y las areolas cambian de color y se produce un aceite que los lubrica de forma natural. Se recomienda evitar frotar el seno para proteger esta lubricación, así como masajear los senos para acostumbrarse a tocarlos. La figura 8 muestra la proporción en que aumentan las glándulas mamarias cuando la mujer se encuentra en periodo de lactancia.

Mujer que no lacta   Mujer en periodo de lactancia

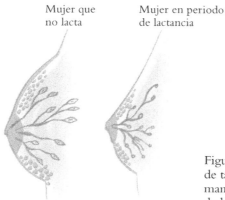

Figura 8. Aumento de tamaño de las glándulas mamarias en el periodo de lactancia.

Un círculo virtuoso

La prolactina es una hormona producida por la pituitaria, la cual estimula la producción de leche, y la succión del bebé duplica su concentración en sangre (Sriraman, 2017). Sin embargo, una mayor concentración de prolactina no está relacionada con una cantidad mayor de leche producida, así que todas las mujeres pueden lactar en la misma medida. Además, la prolactina inhibe la ovulación, reduciendo la probabilidad de un nuevo embarazo, aunque no debe considerarse este hecho como un método anticonceptivo, puesto que la inhibición de la ovulación no es cien por ciento segura.

La oxitocina, también producida por la glándula pituitaria, responde al reflejo de succión. Su función es la eyección de la leche desde los glóbulos hasta los conductos. La oxitocina también estimula la involución del útero, disminución de su tamaño, y el sellado de sus vasos sanguíneos, lo que reduce el riesgo de sangrado uterino posterior al parto.

Los estímulos de succión pasan de los nervios al hipotálamo, lo que libera oxitocina. Esta contrae las células secretoras y la leche es liberada a los conductos galactóforos, lista para pasar a la boca del niño. La succión es el estímulo más importante para la liberación de oxitocina, pero el llanto del niño, la excitación sexual y pensar en amamantar también ayudan a liberar tal hormona.

Una vez producida, la leche debe pasar por los conductos galactóforos hasta el pezón, movimiento inducido por la oxitocina en una respuesta 10 a 30 segundos posterior al estímulo de succión. Las contracciones de los conductos pueden provocar sensación de hormigueo o punzada, pero esta sensación dura menos de un minuto, por lo que no debe ser un impedimento para amamantar. Es importante buscar un ambiente de relajación, totalmente libre de preocupaciones, ya que el estrés puede inhibir la respuesta.

Así, durante toda la lactancia, la prolactina y la oxitocina regulan el aporte de leche en un círculo virtuoso que se muestra en la figura 9:

a) La succión estimula los nervios del pezón.

b) Los nervios envían mensajes al hipotálamo.

c) El hipotálamo envía mensajes a la pituitaria.

d) La pituitaria libera prolactina (producción) y oxitocina (liberación).

Durante el embarazo la placenta produce estrógenos y progesterona que preparan físicamente a las glándulas mamarias mediante el aumento de su tamaño, la activación de los alveolos y la preparación de los conductos galactóforos. Hacia el final del embarazo la glándula pituitaria produce prolactina, iniciando la primera síntesis de leche. De esta forma, el proceso de producción de la leche humana comienza durante el embarazo y, una vez establecido, puede mantenerse mientras existan los estímulos adecuados.

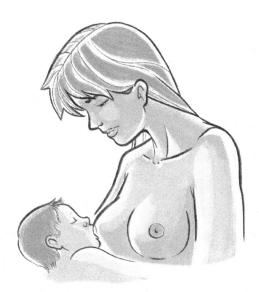

Figura 9. Control hormonal durante la lactancia.

Transición de la leche humana

La leche humana es un fluido activo que se adapta a los requerimientos nutricionales e inmunológicos del niño a medida que crece y se desarrolla. El mecanismo de adaptación consiste en el paso consecutivo por tres tipos de leche: calostro, leche de transición y leche madura. La leche pretérmino es un tipo de leche adicional que producen las madres de niños nacidos antes de la semana 37. La producción de leche humana se denomina lactogénesis y ocurre en tres etapas:

Lactogénesis I. En esta etapa empieza a formarse el calostro, que también se conoce como primera leche. Abarca desde el tercer trimestre de gestación hasta el segundo día después del parto.

Lactogénesis II. Del segundo al décimo día después del parto empieza a producirse la leche en forma más copiosa y también se libera una cantidad mayor, que se conoce como "bajada de la leche". Durante esta etapa hay cambios importantes en su composición.

Lactogénesis III. Esta etapa va desde el décimo día después del parto hasta el destete, es decir, hasta la supresión de la lactancia al seno. Se caracteriza por la producción de leche con composición estable. Durante el destete la leche involuciona y pasa por una etapa semejante a la primera.

Calostro

El calostro, que también se conoce como primera leche, corresponde a la etapa de lactogénesis I, la cual va desde el tercer trimestre de gestación hasta el día dos después del parto, aunque puede extenderse hasta el cuarto día. Consiste en un líquido espeso, de color amarillento, de alta densidad y poco volumen. Estas características hacen que sea de fácil deglución. Se producen de 2 a 10 mL por toma (menos de una cucharada) y no más de 100 mL por día; se espera que el lactante haga de 8 a 12 tomas por día e ingiera un promedio de 50 mL por día.

El calostro es rico en sodio, vitaminas liposolubles y carotenos. De hecho, el betacaroteno es el que le da el color amarillo. Pero la característica principal de este tipo de leche es su alto contenido de inmunoglobulina A, lactoferrina, linfocitos y macrófagos, que le confieren su capacidad inmunoprotectora. Además, contiene una alta concentración de oligosacáridos que le dan un efecto prebiótico y laxante para liberar el meconio, que es una sustancia pegajosa formada por los desechos que no se alcanzaron a eliminar a través del cordón umbilical debido a su interrupción al momento del parto. El meconio entonces es la primera expulsión del recién nacido.

Leche de transición

Durante la lactogénesis II se produce la leche de transición, que es el fluido que sufre cambios progresivos en su composición asemejándose a la leche madura. La cantidad producida también se incrementa día con día, y se puede identificar un aumento brusco entre el cuarto y el sexto día. Este aumento brusco es el que se conoce como "bajada de la leche". Entre ocho y 15 días después del parto la producción alcanza un promedio de 800 mL diarios, permaneciendo así durante el resto de la lactancia. El tiempo en el que el volumen se estabiliza puede variar en cada mujer, pero en términos generales no tarda más de cinco días.

Leche madura

La leche madura corresponde a la lactogénesis III; se produce desde el día 10 o 15 después del parto y hasta el cese de la lactancia, cuando se pierde el estímulo de succión para la producción y liberación de la leche. Durante los primeros seis meses se producen entre 700 y 900 mL por día, mientras que en el segundo semestre se producen únicamente 500 mL por día, ya que junto con la introducción de alimentos diferentes de la leche el estímulo de succión disminuye y también la producción. Dado que la cantidad de leche producida depende del estímulo de succión, en el caso de gemelos o de trillizos se producirá el mismo volumen de leche para cada lactante, siempre que la alimentación al seno sea exclusiva.

Aporte y demanda de leche humana

El peso y la edad del bebé son los factores que determinan la composición de la leche, y la demanda es el factor que determina la producción. Mientras exista el estímulo, es decir, la succión, la producción se mantendrá ilimitadamente hasta el final de la lactancia.

De acuerdo con las condiciones ideales de acoplamiento y succión, asumiendo que la lactancia se lleva a cabo de manera exclusiva al seno, el promedio de producción de leche humana es de 750 mL diarios a partir de los tres meses después del parto. En algunas mujeres este volumen puede tardar más o menos días en establecerse, pero cuanto más cercano al parto se alcance el volumen adecuado, mayor será la probabilidad de poder mantener una buena producción hasta el destete. En el caso de gemelos y trillizos el volumen producido será de 750 mL para cada lactante, puesto que cada uno demandará su propia producción (nuevamente: siempre que la alimentación sea exclusivamente al seno). La producción esperada de leche es de 50 mL diarios los primeros 1-4 días; 500 mL diarios del día cinco al 29; 650 mL por día durante el primero y segundo mes, 705 mL por día durante los meses tres a seis; 600 mL por día durante el séptimo mes y 500 mL por día desde el octavo mes hasta el decimosegundo.

Se estima que existe una variación en la ingesta diaria de los lactantes de 165 mL, es decir, cada lactante ingiere entre 585 y 915 mL por día; alrededor de 5 por ciento de las mujeres secretan menos de 550 mL o más de 1 200 mL en un día determinado. El principal determinante de la producción de leche es la demanda del niño, influida a su vez por su tamaño, su edad y su salud en general, así como por la ingesta de alimentos suplementarios (Ballard y Morrow, 2013).

El potencial de una mujer para la producción de leche puede ser considerablemente superior al volumen que realmente genera, como lo demuestra el hecho de que el volumen que crean las mujeres que alimentan gemelos o trillizos es mucho mayor que el producido por quien amamanta a un solo niño. El tamaño de la glándula mamaria no determina la capacidad de las células productoras, pero sí la capacidad de almacenamiento: en mujeres que tienen senos pequeños es común que la frecuencia de amamantamiento sea mayor que para las que tienen senos más grandes, aunque tengan lactantes de la misma edad (Kent *et al.*, 1999).

Las consecuencias que una cirugía de senos pueda tener sobre el proceso de lactancia aún se encuentran en investigación, pero la evidencia disponible sugiere los siguientes datos (Kraut *et al.*, 2017):

1. Las mujeres que se han sometido a una reducción de senos tendrán menor capacidad para almacenar y probablemente para producir, dependiendo de la cantidad de tejido que se haya extraído.
2. Los implantes, ya sean de solución salina o de silicón, oprimen los conductos, ocasionando problemas para la liberación de la leche. La producción puede verse afectada o no, pero si la producción se mantiene de manera normal, la falta de liberación provocará congestión e incrementará el riesgo de mastitis posterior.
3. Se ha encontrado que el silicón de los implantes fabricados con este material se traslada a la leche, pero la cantidad es menor que la que se encuentra en la leche de vaca y en los sucedáneos, lo que elimina la preocupación de una intoxicación por esta causa (Semple *et al.*, 1998).
4. En términos generales, las cirugías que se realizan a través del pezón muestran mayores daños en los conductos que las que se realizan por incisión debajo de la mama.

Composición nutrimental
de la leche humana

Cada célula secretora funciona como una unidad completa, produciendo leche con todos sus constituyentes. Las células alveolares obtienen los elementos que requieren para elaborar la leche por medio de dos mecanismos:

Síntesis dentro de la célula. La lactosa se sintetiza en el aparato de Golgi de cada célula secretora. La **caseína** se sintetiza a partir de los aminoácidos del plasma.

Transporte desde el plasma de la madre. Los lípidos se obtienen por captación de triglicéridos y ácidos grasos libres del plasma de la madre, igual que las vitaminas liposolubles. El agua, las vitaminas hidrosolubles y los minerales atraviesan las membranas alveolares en cualquier dirección, es decir, por difusión pasiva. Las inmunoglobulinas, y el resto de las proteínas del suero son captadas por la sangre materna y transportadas hasta las células alveolares.

La leche humana es única en su estructura física, tipos y concentraciones de macronutrimentos (hidratos de carbono, lípidos y proteínas) y micronutrimentos (vitaminas y minerales), enzimas, hormonas, factores de crecimiento, factores de resistencia a infecciones, inductores o moduladores del sistema inmunitario y agentes inflamatorios.

Cada mamífero produce leche con características propias que la diferencian de otras y la hacen adecuada para su especie. La leche humana es un fluido de alta complejidad biológica, protectora e inmunomoduladora que estimula el desarrollo adecuado del lactante humano que prescinde de otros alimentos. Contiene una gran variedad de elementos, pero no todos se conocen hasta ahora (Andreas *et al.*, 2015). La composición de la leche humana varía ligeramente en cada mujer en periodo de lactancia, entre las dos glándulas mamarias de cada mujer, entre cada toma del lactante y a lo largo de una misma toma.

Para fines prácticos y mejor comprensión se puede considerar la composición y distribución de macronutrimentos de la leche humana por cada 100 mL. Los cuadros 24, 25 y 26 muestran la composición de la leche humana madura que se conoce hoy en día (UNICEF, 1995; Brown, 2014).

Cuadro 24.
Aporte energético y de macronutrimentos
de la leche humana por cada 100 mL

	porcentaje	kcal	gramos
HCO	40.0	28.00	7.00
Lípidos	53.70	37.59	4.18
Proteínas	6.30	4.41	1.10
TOTAL	100.0	70.00	

Fuente: Basado en UNICEF (1995) y Brown (2014, 168 p.).

Cuadro 25.
Composición de la leche humana madura
por cada 100 mL

Nutrimento	Leche humana madura
Agua (mL)	87.0
Energía (kcal)	70.0
HCO (g)	7.0
Proteínas totales (g)	1.1
Fibra (g)	0.0
Grasa (g)	4.2
Ácidos grasos saturados (g)	1.9
Ácidos grasos monoinsaturados (g)	1.5
Ácidos grasos poliisaturados (g)	0.8
Colesterol (mg)	12.0
Aminoácidos	
Triptófano (g)	0.0
Treonina (g)	0.0
Isoleucina (g)	0.1
Leucina (g)	0.1
Lisina (g)	0.1
Metionina (g)	0.0

Nutrimento	Leche humana madura
Aminoácidos	
Cistina (g)	0.0
Fenilalanina (g)	0.0
Tirosina (g)	0.0
Valina (g)	0.1
Arginina (g)	0.0
Histidina (g)	0.0
Alanina (g)	0.0
Ácido aspártico (g)	0.1
Ácido glutámico (g)	0.2
Glicina (g)	0.0
Prolina (g)	0.1
Serina (g)	0.0
Minerales	
Calcio (mg)	30.0
Hierro (mg)	0.0
Magnesio (mg)	3.0
Fósforo (mg)	12.0
Potasio (mg)	48.0
Sodio (mg)	15.0
Zinc (mg)	0.2
Cobre (mg)	0.0
Manganeso (mg)	0.0
Selenio (µg)	1.8
Vitaminas	
Vitamina C (mg)	4.5
Tiamina (mg)	0.0
Riboflavina (mg)	0.0
Niacina (mg)	0.2
Ácido pantoténico (mg)	0.2

Nutrimento	Leche humana madura
Piridoxina (mg)	0.0
Folato (µg DFE)	6.0
Cianocobalamina (µg)	0.1
Vitamina A (µg RAE)	57.1
Tocoferol (mg)	0.1
Vitamina D (UI)	3.0
Vitamina K (µg)	0.3

Fuente: Basado en UNICEF (1995) y Brown (2014, 169 p.).
Nota: RAE: equivalentes de la actividad del retinol. UI: Unidades internacionales.

El cuadro 26 muestra la composición del calostro en comparación con la leche madura.

Cuadro 26.
Composición en 100 mL de calostro y leche madura

Contenido	Calostro	Leche madura
Energía (kcal)	66	70
Grasa (g)	4.05	4.2
Lactosa (g)	6.6	7.0
Proteínas totales (g)	0.96	1.1
IgA	0.5	0.1
Lactoferrina	0.5	0.2
Caseína	0.5	0.4
Calcio (mg)	28	30
Aporta	48	15
Vitamina A (µg eq. Retinol)	151	75
Vitamina B_1 (µg)	2	4
Vitamina B_2 (µg)	30	40
Vitamina C (µg)	6	5

Fuente: Basado en UNICEF (1995) y Brown (2014, 168 p.).

Fracciones de la composición de la leche humana

De acuerdo con los elementos hasta ahora conocidos la composición de la leche humana se estructura como un sistema de tres fracciones: emulsión, suspensión y solución, que conforman la toma completa durante 20 minutos. Al inicio de la toma predominan los componentes hidrosolubles de la fracción solución para satisfacer la sed del niño, y al final de la toma hay un aumento en la concentración de lípidos de la fracción emulsión para aumentar el aporte energético y satisfacer su hambre. La fracción suspensión se libera en la parte intermedia de la toma.

Fracción emulsión

La fracción emulsión de la leche humana contiene ácidos grasos, triglicéridos, colesterol y vitaminas liposolubles en forma de glóbulos envueltos por una membrana fosfolipoproteica que facilita la digestión y la absorción de los nutrimentos en el tracto gastrointestinal del niño y permite la coexistencia de los lípidos con la enzima lipasa antes de la ingesta. La lipasa está contenida de manera exclusiva en la leche humana porque el organismo del lactante todavía no ha madurado lo suficiente para sintetizar la lipasa pancreática, como sucede en los adultos. Es importante mencionar que esta lipasa se destruye con el calor, por lo que se debe evitar calentar la leche antes de ofrecerla al lactante.

La función más importante de esta fracción es ser la mayor fuente de energía, pues representa 53.7 por ciento del valor energético total de la leche humana (Koletzko, 2016). Aunque también brinda otros beneficios, como el aporte de colesterol, al que actualmente se atribuye un papel importante en el metabolismo lipídico en la edad adulta, así como el aporte de vitamina E, que actúa como antioxidante para estabilizar los ácidos grasos omega 3 y 6 que son poliinsaturados y, por lo tanto, susceptibles de oxidación. Los ácidos grasos de cadena corta y los ésteres actúan como bactericidas, especialmente contra los estafilococos, lo que facilita la formación de la microbiota en el lactante.

Ácidos grasos en la fracción emulsión. La leche humana es la única leche que contiene ácidos grasos omega 6 y 3, que participan en la formación del tejido cerebral y en la mielinización de las fibras nerviosas, además de ser indispensables para la formación de prostaglandinas en el sistema inmunológico. Los ácidos linoleico y linolénico, precursores de las cadenas omega 6 y 3 respectivamente, provienen de la dieta de la madre, por lo que su cantidad en la leche varía en función del contenido en la dieta materna, lo que convierte a la fracción grasa en el componente más variable de la leche humana (Liu y Wang, 2019).

La distribución normal de ácidos grasos en la leche humana es de 45.2 por ciento saturados, 35.7 por ciento monoinsaturados y el restante 19 por ciento de ácidos grasos poliinsaturados. Se encuentran en 98 por ciento en forma de triglicéridos y el resto en forma de fosfolípidos y colesterol. Las fórmulas infantiles adicionan ácidos grasos omega 3 y 6 desde el 2000 para asemejarse a la leche humana, sin embargo no cubren la misma cantidad (Barreiro *et al.*, 2018).

Vitaminas liposolubles en la fracción emulsión. La leche humana contiene las cuatro vitaminas liposolubles:

Vitamina A. La elevada concentración de betacarotenos es lo que le da el color amarillento a la leche, especialmente al calostro.

Vitamina K. Su concentración en el calostro (lactogénesis I) duplica la de la leche madura (lactogénesis III), por lo que si se omite la ingesta del calostro el riesgo de enfermedad hemorrágica por deficiencia de vitamina K aumenta. De hecho, todos los recién nacidos son susceptibles de sangrado por deficiencia de vitamina K, por lo que actualmente todos reciben una dosis única por vía intravenosa al momento de nacer (Mihatsch *et al.*, 2016).

Vitamina E. Esta vitamina es necesaria para proteger a los ácidos grasos poliinsaturados de la oxidación, y su concentración también depende de la dieta de la madre.

Vitamina D. Su concentración en la leche humana es baja, de hecho, es uno de los pocos nutrimentos que no se cubre por esta vía. Las fórmulas infantiles, en cantidades de un litro o más sí cubren su requerimiento, por lo que los baños de sol se vuelven indispensables en los lactantes alimentados exclusivamente al seno materno y en aquellos que ingieren menos de un litro diario de fórmula infantil (Zhang *et al.*, 2019).

Fracción suspensión

Los componentes de la fracción suspensión son las caseínas (proteínas constructoras y formadoras de tejido), el calcio y el fósforo. Estos componentes tienen la función de cubrir las necesidades estructurales de las células.

Las caseínas son proteínas de baja solubilidad en los jugos gástricos, por lo que son de difícil digestión y absorción, además de que su consistencia las hace difíciles de deglutir. Estas proteínas se encuentran en altas cantidades en la leche de vaca —constituyen 80 por ciento de todas las proteínas—, mientras que en la leche humana se encuentran como parte de 30 por ciento de todas las proteínas, lo que facilita su utilización por el lactante, cuyo organismo se encuentra en proceso de maduración.

Fracción solución

La fracción solución es la más compleja del sistema de la leche humana. El agua es su principal componente, por lo que los nutrimentos que contiene son hidrosolubles: hidratos de carbono, enzimas, inmunoglobulinas, hormonas, minerales, vitamina C y vitaminas del complejo B.

Esta fracción es el llamado "suero de la leche", cuyas funciones son diversas y entre las que se encuentran:

- Proporcionar la capacidad de protección inmunológica.
- Cubrir las necesidades de líquidos del lactante sin complementar con ningún otro alimento diferente de la leche.
- Proveer del equilibrio osmolar que existe entre la leche y la sangre materna (que será la misma del niño), evitando una sobrecarga renal para el lactante.

Proteínas en la fracción solución. Las proteínas aportan 6.3 por ciento del valor energético total de la leche humana. Las proteínas de la fracción solución son las de mayor facilidad de deglución, digestión y absorción. Estas forman 70 por ciento del total de las proteínas de la leche humana, mientras que en la leche de vaca se encuentran únicamente en 20 por ciento. La cantidad y los tipos de proteínas se ajustan a las necesidades orgánicas del lactante y son las siguientes:

Inmunoglobulinas. Son las proteínas que proveen protección al lactante mientras se desarrolla su propio sistema inmunológico (Palmeira y Carneiro-Sampaio, 2016). Se transfieren de la sangre materna a la leche, por lo que su concentración en la leche depende de una óptima alimentación de la madre. Las inmunoglobulinas IgA, IgG, IgM, IgD e IgE brindan protección a la glándula mamaria y a las mucosas del niño. Los factores del complemento C3 y C4 son proteínas que participan en la respuesta inflamatoria. La eficacia protectora de las inmunoglobulinas depende de la frecuencia y de la duración del amamantamiento, no de su concentración en la leche.

Lactoalbúmina. La principal proteína de la fracción solución es la lactoalbúmina, cuya función principal es unir a la glucosa con la galactosa para formar lactosa, el hidrato de carbono característico de la leche. La lactoalbúmina se digiere con mucha facilidad.

Lactoferrina. Es una proteína que fija el hierro para su absorción intestinal para evitar el crecimiento de bacterias nocivas que requieren este mineral para su actividad.

Lactoperoxidasa. Es una proteína que ejerce acción contra estreptococos, pseudomonas y E. coli en el tracto intestinal del lactante.

Lisozima. Ejerce un efecto bacteriolítico contra enterobacterias.

Factor anticólera, factor antidengue. Recientemente se ha descubierto que la leche humana contiene proteínas que ejercen acción específica contra la bacteria del cólera y contra el virus del dengue.

Taurina. La taurina es un ácido orgánico derivado de la cisteína que conjuga los ácidos biliares del lactante y actúa como neurotransmisor. Es un aminoácido exclusivo de la leche humana, requerido únicamente por lactantes, por lo que no se incluye en la lista de aminoácidos esenciales para adultos.

Cistina. La cistina es otro aminoácido esencial para los lactantes. Es un dímero de la cisteína e interviene en la síntesis de la insulina.

Hidratos de carbono en la fracción solución. Los hidratos de carbono proporcionan 40 por ciento del valor energético total de la leche humana. Se encuentran en forma libre o combinados con aminoácidos y proteínas en 7 por ciento, como los galactopéptidos, necesarios para el desarrollo del sistema nervioso central; 15 por ciento está compuesto por oligosacáridos, glucopéptidos, glucosa y galactosa; el restante 78 por ciento es lactosa conocida como el "azúcar de la leche".

La lactosa es un sustrato para la microbiota que, tras la fermentación, produce ácido láctico reductor del pH intestinal, lo que facilita la absorción de calcio y hierro. Además, la leche humana contiene un oligosacárido nitrogenado al que se denomina factor bífido, que actúa como prebiótico para los lactobacilos que también contiene la leche, y constituye así la microbiota predominante en el intestino de los lactantes (Milani *et al.*, 2017).

Vitaminas hidrosolubles en la fracción solución. Como sucede con otros nutrimentos, la concentración de las vitaminas en la leche humana varía junto con la dieta de la madre. Siempre que la madre asegure llevar una dieta correcta, la deficiencia de alguna vitamina del complejo B o de vitamina C en el lactante será poco probable. Sin embargo, se ha encontrado que las mujeres que usan anticonceptivos orales durante mucho tiempo pueden tener deficiencia de piridoxina (implicada en la formación de glóbulos rojos) y esta es una deficiencia posible en el lactante (Miller, 1986).

Minerales en la fracción solución. Además de participar en las reacciones fisiológicas y estructurales del organismo, la principal función de los minerales en la leche humana es equilibrar la osmolaridad. Esto es posible porque su concentración es menor que en la leche de vaca, lo que a simple vista parecería una desventaja de la leche humana, pero por estar unidos a las proteínas, su absorción intestinal es mayor, lo que los vuelve más biodisponibles que los de la leche de vaca. Además, la cantidad de minerales que contiene la leche de vaca representa una carga renal excesiva para el lactante, cuya tasa de filtración glomerular es menor que la de un adulto.

La concentración de calcio, hierro, fósforo, magnesio, zinc, potasio y flúor es independiente de la dieta materna, por lo que no se ve afectada por los cambios en esta. El calcio es un nutrimento indispensable para la formación de huesos y dientes de los lactantes. Al ser la leche humana el único alimento que será ofrecido al niño durante sus primeros meses de vida, lo esperado sería que las concentraciones de calcio fueran más elevadas, sin embargo, la relación 2:1 que este guarda con el fósforo favorece su absorción. Caso contrario es el que sucede en la leche de vaca, que contiene una relación 2:4, es decir, el doble de fósforo.

La leche humana es incapaz de cubrir los requerimientos de hierro del lactante, nutrimento esencial para el transporte de oxígeno al cerebro. Tras un embarazo exitoso, el recién nacido ha acumulado suficientes reservas para cubrir las necesidades durante los primeros cuatro meses después del parto. Pasado este tiempo, es necesario aportarlo por medio de alimentos diferentes de la leche (Hong *et al.*, 2017). Como mecanismo de defensa la biodisponibilidad del hierro en la leche humana es de 50 a 70 por ciento, mientras que la del hierro que contiene la leche de vaca es únicamente de 10 a 30 por ciento, igual que la del hierro que contienen las fórmulas infantiles. Estas variaciones se deben a que el hierro contenido en la leche humana es el llamado hierro hemínico, mientras que el de la leche de vaca y el adicionado a los sucedáneos es de tipo no hemínico; un argumento más a favor de la leche humana como única forma de alimentación para los niños durante los primeros meses de vida. Además, el hierro no hemínico disminuye la absorción de cobre y zinc, y satura la lactoferrina, lo que dificulta el transporte del hierro absorbido. Actualmente existen suplementos de hierro como opción para aquellos lactantes que no cuentan con suficientes reservas, y que aun con una alimentación adecuada no logran cubrir sus requerimientos. Los recién nacidos necesitan 0.27 mg/día en el primer semestre de vida, pero se elevan a 11 mg/día durante el segundo semestre, cuando ya se han agotado sus reservas. Posturas actuales sostienen que la suplementación es necesaria en todos los niños a partir del cuarto mes de vida (Cai *et al.*, 2017).

Una de las razones por las que se recomienda introducir alimentos diferentes de la leche entre los 4 y los 6 meses de edad es que en este momento la concentración de todos los minerales disminuye, excepto la del magnesio.

Leche pretérmino

Las madres que dan a luz a un niño pretérmino producen un fluido especial que se adecua a la edad gestacional del niño. Contiene más proteínas y menos lactosa que la leche madura, puesto que un niño de menor edad gestacional requiere mayor protección inmunológica. Por la misma razón su concentración de lactoferrina, IgA y ácido docosahexaenoico es más elevada.

La leche pretérmino se ajusta a la edad gestacional, pero no al peso, por lo que para un recién nacido pretérmino con muy bajo peso es necesario suplementar con fósforo y calcio mediante "fortificados de leche humana" (Harding *et al.*, 2017).

COMPARACIÓN DE LA LECHE DE VACA CON LA HUMANA

En los casos en que la alimentación con leche humana está contraindicada existe la opción de recurrir a los sucedáneos de la leche humana o fórmulas infantiles, que son derivados de la leche de vaca, motivo por el cual conviene analizar la comparación entre la leche humana y la de vaca (cuadro 27):

Cuadro 27.
Composición por 100 mL de leche humana madura
en comparación con la leche de vaca

Nutrimento	Leche humana madura	Leche de vaca
Agua (g)	87.0	87.0
Energía (kcal)	70.0	61.6
Hidratos de carbono (g)	7.0	4.6
Proteínas totales (g)	1.1	3.3
Fibra (g)	0.0	0.0
Grasa (g)	4.2	3.3
Ácidos grasos saturados (g)	1.9	3.1
Ácidos grasos monoinsaturados (g)	1.5	0.1

Nutrimento	Leche humana madura	Leche de vaca
Ácidos grasos poliinsaturados (g)	0.8	0.1
Colesterol (mg)	40.0	15.0
Aminoácidos		
Triptófano (g)	0.0	0.1
Treonina (g)	0.0	0.1
Isoleucina (g)	0.1	0.1
Leucina (g)	0.1	0.2
Lisina (g)	0.1	0.1
Metionina (g)	0.0	0.1
Cistina (g)	0.0	0.0
Fenilalanina (g)	0.0	0.1
Tirosina (g)	0.0	0.1
Valina (g)	0.1	0.2
Arginina (g)	0.0	0.1
Histidina (g)	0.0	0.1
Alanina (g)	0.0	0.1
Ácido aspártico (g)	0.1	0.2
Ácido glutámico (g)	0.2	0.6
Glicina (g)	0.0	0.1
Prolina (g)	0.1	0.3
Serina (g)	0.0	0.1
Minerales		
Calcio (mg)	30.0	102.1
Hierro (mg)	0.0	0.0
Magnesio (mg)	3.0	9.0
Fósforo (mg)	12.0	78.1
Potasio (mg)	48.0	120.1
Sodio (mg)	15.0	39.0
Zinc (mg)	0.2	0.3
Cobre (mg)	0.0	0.0

Nutrimento	Leche humana madura	Leche de vaca
Manganeso (mg)	0.0	0.0
Selenio (µg)	1.8	3.3
Vitaminas		
Vitamina C (mg)	4.5	0.0
Tiamina (mg)	0.0	0.0
Riboflavina (mg)	0.0	0.2
Niacina (mg)	0.2	0.1
Ácido pantoténico (mg)	0.2	0.3
Piridoxina (mg)	0.0	0.0
Folato (µg DFE)	6.0	6.0
Cianocobalamina (µg)	0.1	0.4
Vitamina A (µg RAE)	57.1	42.0
Tocoferol (mg)	0.1	0.1
Vitamina D (UI)	3.0	48.0
Vitamina K (µg)	0.3	0.3

Fuente: Basado en UNICEF (1995) y Brown (2014, 169 p.).

Es conveniente hacer las siguientes precisiones con relación a los datos de este cuadro:

Energía. La densidad calórica en la leche humana es de 70 kcal/100 mL, mientras que en la de vaca es de 61.6 kcal/100 mL; la composición nutrimental es variable entre una y otra.

Proteínas. La leche de vaca tiene tres veces más proteínas que la leche humana (3.3 g/100 mL contra 1.1 g/100 mL), pero el tipo de proteínas que contiene son de difícil digestión, lo que contribuye a la sobrecarga renal (Lönerdal, 2016). En la leche de vaca predomina la caseína, 80 por ciento, mientras que en la leche humana predominan las proteínas del suero en 70 por ciento, lo cual facilita la deglución y la digestión de todas las proteínas. El principal componente de las proteínas del suero de la leche humana es la lactoalbúmina, que se encarga de unir la galactosa con la glucosa para la formación de lactosa, el carbohidrato principal en la nutrición del lactante. Por el contrario, la leche de vaca tiende a formar coágulos o grumos en el estómago, y dificulta la digestión gástrica al disminuir la superficie de acción de las enzimas. Además, en la leche de vaca abunda la lactoglobulina (ausente en la leche humana), responsable en gran medida de la alergia a la proteína de la leche, proceso que se ve agravado por la ausencia de lactoferrina, lisozima, inmunoglobulina A, ligandos para la vitamina B_{12} y ácido fólico, así como de otras proteínas con funciones inmunoprotectoras y hormonales. La leche de vaca contiene cantidades insuficientes de caseína, taurina y triptófano, al mismo tiempo que contiene más tirosina y fenilalanina; considerando que el recién nacido es incapaz de sintetizar los primeros y de metabolizar los segundos, los lactantes alimentados con leche de vaca sin duda desarrollarán deficiencias y sobrecargas perjudiciales para la salud.

Para asemejar la leche de vaca con la humana se tendrían que hacer varios cambios: *1)* reducir su contenido de proteínas y modificar el cociente caseína/suero para mejorar la deglución y digestibilidad por el lactante, *2)* aportar una proporción de aminoácidos más conveniente (43 por ciento de aminoácidos esenciales), *3)* modificar el contenido de nucleótidos (moléculas formadas por una base nitrogenada, un monosacárido de cinco carbonos y un grupo fosfato), ya que representan 20 por ciento de la leche humana y se ha sugerido que deben considerarse nutrimentos semiesenciales, ya que influyen en la respuesta inmunitaria celular y humoral, y favorecen la regeneración, el crecimiento y la maduración del intestino delgado (Lewis *et al.*, 2017). La leche de vaca contiene un patrón distinto de estos elementos, mismos que además favorecen el crecimiento de bifidobacterias al mismo tiempo que limitan el de enterobacterias, y participan en el metabolismo lipídico, asociándose con altos niveles de lipoproteínas de alta densidad y ácidos grasos poliinsaturados de cadena larga.

Hidratos de carbono. La leche humana contiene 7 g de hidratos de carbono por cada 100 mL (40 por ciento de la energía total), mientras que la leche de vaca contiene solo 4.6 g por cada 100 mL (30 por ciento de la energía total). Dado que en ambos casos el carbohidrato principal es la lactosa, simplemente habría que aumentar el contenido de este elemento para asemejar la leche de vaca a la humana. Su principal función es el aporte energético y de galactosa, pero también ayuda a la maduración de la síntesis intestinal de lactasa, absorción de calcio y establecimiento de la microbiota intestinal. Aproximadamente 10 por ciento de los hidratos de carbono en la leche humana son oligosacáridos (fuctosa, glucosamina, galactosamina, inositol y factor bífido); su función conjunta es la proliferación de bifidobacterias, inhibición de la adhesión bacteriana a la superficie intestinal, y síntesis de gangliósidos y esfingolípidos cerebrales. En la leche de vaca se encuentran ausentes.

Lípidos. En ambos tipos de leche las grasas aportan alrededor de 50 por ciento de la energía total (4.18 g/100 mL en la leche humana y 3.3 g/100 mL en la leche de vaca), pero la composición es distinta en cada una:

1. En la leche de vaca predominan los ácidos grasos de cadena corta, y los que contiene de cadena larga son saturados, mientras que en la leche humana predominan los ácidos grasos poliinsaturados de cadena media y larga. Los ácidos grasos de cadena corta y los ésteres que contiene la leche humana actúan como bactericidas, especialmente contra los estafilococos, lo que facilita la formación de la microbiota en el lactante.

2. El ácido palmítico de la leche humana se encuentra mayormente en la posición 2 del glicerol, lo cual facilita su absorción, al permanecer unido a él durante el proceso de hidrólisis digestiva. Además de que contiene menos ácido esteárico que la leche de vaca (7 contra 13 por ciento).

3. El 5 por ciento del contenido energético total de la leche humana lo aporta el ácido linoleico, mientras que en la leche de vaca es solo 1 por ciento. También aporta ácido araquidónico.

4. La leche humana contiene 0.5 por ciento de ácido linolénico y docosahexaenoico; la leche de vaca no contiene este elemento. También contiene 35 por ciento de ácido oleico.

5. La leche humana contiene 40 mg/100 mL de colesterol, mientras que la de vaca contiene solo 15 mg/100 mL.

6. El ácido siálico, inhibidor de enterotoxinas, es mayor en la leche humana.

Son tantas las diferencias en la composición de lípidos en ambos tipos de leche que para asemejar la de vaca a la humana se suele desgrasar la primera y restituir esta fracción con aceites vegetales de oliva, girasol, canola y soya, ricos en ácidos grasos poliinsaturados y esenciales, o con triglicéridos semejantes a los de la leche humana, es decir que contengan, por ejemplo, ácido palmítico en la posición 2 del glicerol.

Vitaminas. La leche humana contiene la cantidad de vitaminas que requiere el lactante. La leche de vaca contiene menor cantidad, además de que en su procesamiento (ordeña, transporte, pasteurización, envasado, etc.) se presentan más pérdidas, sobre todo de las vitaminas volátiles.

Minerales. El contenido total de minerales en la leche de vaca es tres veces mayor que en la humana, que junto con el alto contenido de proteínas representa una sobrecarga de solutos para el riñón del lactante, cuya función es inmadura, especialmente su capacidad de concentración. La consecuencia inmediata es la deshidratación hipertónica por desequilibrio electrolítico. El calcio y el fósforo compiten por su absorción intestinal, pero el calcio es el que debe predominar para lograr una concentración adecuada en sangre. En la leche de vaca la relación calcio/fósforo da un cociente de 1.3, mientras que en la humana es de 4.4: protege de hipocalcemia y favorece que se absorba hasta 75 por ciento del calcio ingerido, mientras que en la leche de vaca la tasa de absorción es solo de 30 por ciento. El calcio no absorbido, junto con el tipo de ácidos grasos que contiene la leche de vaca, puede inducir la formación de jabones cálcicos con la consecuente calcificación de tejidos no esqueléticos, especialmente el riñón. El contenido de hierro es bajo en ambos tipos de leche, pero el de la leche de vaca se absorbe en 10 a 30 por ciento, mientras que el de la humana se absorbe en 50 a 70 por ciento y aporta una dosis superior en los primeros meses de vida que mejora el desarrollo cerebral y reduce el riesgo de anemia.

Factores funcionales. En la composición de la leche humana se encuentran hormonas hipofisiarias, tiroideas, gastrointestinales (motilina, neurotensina), insulina, estrógenos, cortisol, somatomedina, factores de crecimiento epidérmico y nervioso, etanolamina, fosfoetanolamina, nucleótidos, interferón y diversas enzimas. El conjunto de estos factores tiene funciones en la síntesis, proliferación y diferenciación celular, necesaria para la síntesis y maduración de órganos y tejidos. Por otro lado, la lactoferrina, lactoperoxidasa, lisozima, proteína fijadora de vitamina B12, proteína fijadora de ácido fólico, factor de resistencia a estafilococo, gangliósidos, oligosacáridos, factor bifidogénico, nucleótidos, probióticos, macrófagos, neutrófilos, linfocitos e inmunoglobulinas tienen funciones de protección inmunitaria. Además favorecen la formación de la microbiota intestinal con el predominio de bifidobacterias y lactobacilos, mientras que en la microbiota derivada de la leche de vaca predominan las bifidobacterias, bacteroides, clostridios y estreptococos.

FÓRMULAS INFANTILES

Aunque hasta la fecha se desconoce una gran cantidad de elementos de la leche humana, y de otros se desconoce su función, con el paso del tiempo se ha logrado entender mejor su composición, así como la fisiopatología y madurez de los diferentes órganos y sistemas del lactante, por lo que gracias a los avances técnicos de la industria alimentaria se han desarrollado fórmulas lácteas, cuya composición imita en la medida de lo posible a la leche humana y buscan adaptarse al máximo a la fisiología de la digestión y absorción del lactante (Martin *et al.*, 2016).

El término *fórmula infantil* de refiere a productos que pueden sustituir total o parcialmente la lactancia natural. Los organismos reguladores, como la Agencia de Medicamentos y Alimentación estadounidense (FDA, por sus siglas en inglés), la Autoridad Europea se Seguridad Alimentaria (EFSA, por sus siglas en inglés) y la Comisión Federal para la Protección contra Riesgos Sanitario (Cofepris) en México garantizan que las fórmulas infantiles cumplan con las normas de etiquetado, contenido de nutrimentos y control de calidad, puesto que se trata de productos de especial cuidado dirigidos a una población vulnerable. La Norma Oficial Mexicana correspondiente (DOF, 2012) establece las disposiciones y especificaciones sanitarias y nutrimentales que se deben tomar en cuenta antes de ofrecer este alimento al lactante. Existen dos tipos de fórmula, de inicio (0 a 6 meses) y de seguimiento (seis a 12 meses), que a continuación se detallan:

Fórmulas de inicio

Se caracterizan por cubrir los requerimientos nutricionales durante los primeros seis meses de vida, aunque pueden utilizarse hasta los 12 meses, siempre que se complementen con otros alimentos. Contienen 70 kcal/100 mL, y su contenido proteico es entre 1.2 y 2.1 g/100 mL, 60 por ciento del cual debe provenir del suero (no menos de la mitad). Cuanto más cercano a 1.1 g/100 mL sea el contenido proteico, será mejor para el lactante, sobre todo durante los primeros 3 meses de vida. Por su contenido de aminoácidos esenciales actualmente se utilizan concentrados de proteína a base de lactoalbúmina, que permite agregar mejores aminoácidos en menor cantidad de proteínas. Deben contener entre 4.4 y 6 g/100 mL de lípidos con una composición tal que permita que se absorba al menos 85 por ciento del total ingerido. Entre 3 y 9 por ciento debe presentarse en forma de ácido **linoleico** en un cociente de 5 a 10 con respecto al linolénico, para permitir la síntesis de los ácidos grasos de la cadena de los omega 3. Es recomendable que contenga 0.2 a 0.7 por ciento de ácido docosahexaenoico y de 0.35 a 1.1 por ciento de ácido araquidónico. El contenido de colesterol debe ser moderado, por lo que debe limitarse la adición de ácidos láurico y mirístico, ya que estos elevan su concentración en sangre. De hecho, el cociente ácidos grasos poliinsaturados/saturados debe ser de 1.6. El ácido oleico mejora la relación del colesterol unido a lipoproteínas de baja y alta densidad, por lo que se recomienda que

40 por ciento de las grasas totales provengan de este nutrimento (Zou *et al.*, 2016). Con respecto a los hidratos de carbono, estos deben contener entre 6.3 y 9.8 g/100 mL, de preferencia en forma de lactosa, aunque se admiten cantidades pequeñas de glucosa y dextrinomaltosa. Debe estar libre de almidones, sustancias espesantes, sacarosa y fructosa. La concentración de sodio, cloro y potasio debe ser inferior a 50 miliequivalentes (número de cargas) por cada 100 mL para evitar un desequilibrio hidroelectrolítico. El cociente fósforo/calcio debe ser inferior a 2 para no afectar la absorción del calcio (Greer, 1989). El contenido de hierro debe ser superior a 0.21 mg/100 mL, y será mejor cuanto más cercano a 0.7 mg/100. Para el resto de los minerales y para las vitaminas el contenido debe ser parecido al de la leche humana. Actualmente se discute la suplementación de algunos elementos, varios de los cuales ya forman parte de diversas fórmulas, aunque los resultados aún no son contundentes. Veamos algunos:

- Nucleótidos: participan en la respuesta inmunitaria y formación de la microbiota.
- Glutamina: proporciona energía al enterocito, especialmente para su diferenciación celular.
- Taurina: conjuga los ácidos biliares y actúa como neurotransmisor.
- Carnitina: participa en la oxidación de ácidos grasos de cadena larga, metabolismo de compuestos acetil-CoA, cetogénesis, balance de nitrógeno.
- Glicina: participa en la síntesis de creatina, porfirinas, glutatión, nucleótidos, ácidos biliares y colágeno.
- Arginina: mejora la retención de nitrógeno, aumenta la síntesis de colágeno y estimula el sistema inmunitario.
- Colina: es precursor de fosfolípidos, inositol y poliaminas.
- Oligosacáridos: son sustrato para el crecimiento de las bacterias de la microbiota intestinal.
- Ácido siálico: es un componente de glucoproteínas para impedir la replicación de rotavirus, y también es un componente de gangliósidos para la conducción nerviosa.
- Gangliósidos: favorecen el crecimiento de bifidobacterias e inhiben el de *E. coli*.

Fórmulas de seguimiento

Las fórmulas de seguimiento están diseñadas para los lactantes entre 6 y 12 meses de edad, pero si se incluyen en una dieta adecuada pueden utilizarse hasta los 3 años de edad. Su composición se basa en que la capacidad funcional del aparato digestivo, la actividad de las enzimas del metabolismo y la función excretora del riñón han alcanzado un nivel de madurez muy semejante al de un niño mayor. Deben contener entre 60 y 70 kcal/100 mL y de 1.2 a 2.4 g/100 mL de proteína; no es necesario modificar la relación caseína/suero, que en la leche de vaca es 80/20, pero el valor biológico (contenido de aminoácidos esenciales) debe ser al menos de 85 por ciento. Su contenido de hidratos de carbono debe ser el mismo que para las fórmulas de inicio (6.3 a 9.8 g/100 mL), pero en esta etapa se permite adicionar hasta 20 por ciento en forma de sacarosa, dextrinomaltosa, almidón, harinas, miel y fructosa. El restante 80 por ciento debe seguir siendo lactosa para permitir la absorción del calcio y zinc (Abrams et al., 2002). En esta etapa los ácidos grasos esenciales los aporta la alimentación complementaria, por lo que la grasa de la fórmula de seguimiento puede ser más parecida a la originalmente contenida en la leche de vaca. Sin embargo, se aconseja que se adicionen al menos 210 mg/100 mL de ácido linoleico, asimismo el contenido de ácidos láurico y mirístico debe ser inferior a 20 por ciento del total lipídico. El contenido de calcio de la alimentación complementaria suele ser bajo, por lo que la fórmula de seguimiento debe contener 84 mg/100 mL con una relación calcio/fósforo entre 1 y 2. Debe contener entre 0.7 y 2.1 mg/100 mL de sales ferrosas, y ácido ascórbico; la relación hierro/zinc no debe superar 2.5.; es recomendable que contengan lactobacilos y bifidobacterias (probióticos), así como galactooligosacáridos (prebióticos) para favorecer la formación de la microbiota intestinal.

Fórmulas para prematuros

Las fórmulas para niños prematuros deben promover un crecimiento similar al intrauterino, de acuerdo con el grado de inmadurez fisiológica del recién nacido. Deben contener entre 70 y 85 kcal/100 mL, ya que los niños prematuros deben consumir 124-130 kcal/kg/día. Los carbohidratos predominantes deben ser lactosa y dextrinomaltosa, aunque la actividad de la lactasa es deficiente, por lo que es mejor la de las oligosacaridasas. Deben aportar 3.5 g/kg/día de proteína y estar suplementadas con taurina y carnitina, ácido araquidónico y ácido docosahexaenoico, pues el niño es incapaz de producirlos. Se recomienda que contengan triglicéridos de cadena media y los micronutrimentos adecuados. Actualmente pueden contener selenio y nucleótidos.

Fórmulas especiales

Con el paso del tiempo se han diseñado fórmulas infantiles con modificaciones en su composición o consistencia para hacer posible la alimentación de lactantes prematuros, con reflujo gastroesofágico o diarrea frecuente que con alimentación al seno no consiguen mejoría. Pero más allá de las necesidades específicas, el mercado de las fórmulas infantiles especiales ha encontrado una posición entre las mujeres que, a pesar de los beneficios conocidos de la leche humana, prefieren alimentar a sus hijos con estas opciones. Hoy en día se conocen fórmulas de seguimiento e hipoalergénicas, y más recientemente se ha creado un nuevo nicho de consumidores de fórmulas "orgánicas".

Fórmulas sin lactosa

A excepción de las que son a base de soya, las fórmulas sin lactosa son derivados de la leche de vaca a los que se les ha sustituido la lactosa por dextrinomaltosa o polímeros de glucosa. Su uso está indicado ante un déficit de lactasa intestinal, por lo que debe suspenderse una vez que se recupere la actividad enzimática. Si la deficiencia persiste, entonces se recomienda añadir enzimas al alimento con lactosa, en lugar de eliminar este hidrato de carbono. Se debe evitar que el consumo se mantenga durante largos periodos porque el producto puede sufrir de contaminación por aluminio durante su proceso de fabricación, que es tóxico para el sistema nervioso central.

Fórmulas a base de soya

Se fabrican a partir de un aislado proteico de soya que sustituye las proteínas de la leche. Contienen dextrinomaltosa como carbohidrato principal; no contienen lactosa ni sacarosa. La soya carece de carnitina y metionina, por lo que la fórmula debe suplementarse con estos elementos. Por el contrario, la soya es rica en fitatos, por lo que la fórmula debe suplementarse con cobre, hierro, zinc y calcio. Están indicadas para lactantes con galactosemia, intolerancia a la lactosa o para niños de padres vegetarianos. Contrario a lo que se puede pensar, su uso en caso de reacciones adversas a la leche de vaca es controvertido debido al poder sensibilizante de la soya (Tzifi *et al.*, 2014).

Fórmulas hidrolizadas

Según su grado de hidrólisis, las fórmulas semielementales o de alto grado de hidrólisis se componen de péptidos de peso molecular menor a 3 000 daltons, que pueden ser caseína, proteínas del suero, caseína + proteínas del suero, soya, colágeno de cerdo, etc. Los hidratos de carbono se encuentran en forma de dextrinomaltosa o polímeros de glucosa. Las grasas están contenidas en forma de triglicéridos de cadena media y ácidos grasos esenciales; aunque actualmente se pueden encontrar hidrolizados con lactosa y con ácidos grasos de cadena larga. Su uso está indicado en el tratamiento de alergia o intolerancia a las proteínas de la leche de vaca, pero se debe considerar que estas fórmulas presentan cierto grado de reacción alérgica, especialmente en niños sensibilizados (Davisse-Paturet *et al.*, 2019). Otro inconveniente es el sabor desagradable y alta osmolaridad, que puede provocar diarrea y daño al enterocito. En las fórmulas parcialmente hidrolizadas o de bajo grado de hidrólisis las proteínas pesan entre 5 000 y 12 000 daltons, e incluso pueden contener proteínas enteras. Los hidratos de carbono, las grasas y los micronutrimentos son similares a los de las fórmulas de inicio. Fueron diseñadas con fines preventivos de alergia, aunque actualmente se sabe que sus efectos no son significativos y, por el contrario, pueden provocar reacciones graves y anafilaxia en casos de alergia demostrada.

Fórmulas elementales

Son fórmulas cuyos componentes se absorben prácticamente sin requerir digestión, por lo que no dejan residuos. Sus proteínas están como aminoácidos en su forma activa (L–aminoácidos), las grasas se encuentran en forma de triglicéridos de cadena media y aceite de maíz. Los carbohidratos se encuentran en forma de dextrinomaltosa o polímeros de glucosa. Están indicadas en caso de diarrea grave o de falta de respuesta a las semielementales. Tienen sabor desagradable y alta osmolaridad.

Fórmulas antirreflujo

Son fórmulas de inicio y de seguimiento a las que se añaden sustancias espesantes, como goma de algarrobo, amilopectina y almidones de maíz o arroz. Tienen menor concentración de lactosa y mayor de fosfato inorgánico, lo que perjudica la absorción del calcio, además de que algunas tienen una relación caseína/suero semejante a la de la leche de vaca. Están indicadas para controlar el vómito, las regurgitaciones excesivas y el reflujo no complicado.

Modificaciones a las fórmulas infantiles

Como se ha mencionado, las fórmulas infantiles deben utilizarse en casos de necesidad demostrada, ya que, además de ser de alto costo, la introducción de fórmulas infantiles es la causa más probable de deficiencia de hierro en los lactantes, especialmente las que se elaboran a base de soya. Este riesgo es latente e independiente del nivel socioeconómico, puesto que por un lado están las familias de altos recursos que tienen acceso a fórmulas modificadas y, por el otro, las familias de bajos recursos en las que el alimento disponible para lactantes es la leche de vaca.

La deficiencia de hierro en los lactantes se asocia con consecuencias como hemorragia gastrointestinal y absorción deficiente de calcio y fósforo. En ambos casos existe un alto riesgo de afectar el crecimiento y desarrollo del niño. Además, todavía se discute la posible asociación del consumo de leche a base de soya con problemas reproductivos por deficiencias hormonales en etapas futuras de la vida (Upson *et al.*, 2016; Ronis *et al.*, 2018). Es cierto que existen lactantes que cursan con probada intolerancia a la leche humana, y para ellos se han diseñado fórmulas hidrolizadas y otras sin lactosa para aliviar los síntomas sin afectar la velocidad de crecimiento.

El cuadro 28 muestra las formas generales en las cuales se modifican las fórmulas infantiles.

Cuadro 28. Modificaciones a las fórmulas infantiles en comparación con la leche humana

Qué se modifica	Cómo se modifica	Ejemplos de fabricantes
Concentración calórica	Aumento de 20 kcal/30 mL a 22-24 kcal/30 mL para recién nacidos prematuros	*EnfaCare Lipil*® contiene 22 kcal/30 mL
		Similac® con hierro 24 contiene 24 kcal/30 mL
Forma de la proteína	Degradación de la proteína en fragmentos cortos de aminoácidos (proteína hidrolizada) o aminoácidos simples	*Similac Neosure Advance*® contiene aminoácidos
		Enfamil Nutramigen® contiene proteína hidrolizada de leche
		Prosobee® contiene proteína de soya hidrolizada en lugar de proteína de leche
Tipo de azúcar	Sustitución de la lactosa por otros azúcares, como polímeros de glucosa a partir de jarabe de maíz	*Similac Sensitive*® y *Enfamil LactoFree*® sustituyen la lactosa por sólidos de jarabe de maíz (que aportan glucosa)
		Prosobee® contiene HCO provenientes de sólidos de jarabe de maíz
		Ninguno contiene sacarosa ni lactosa

Qué se modifica	Cómo se modifica	Ejemplos de fabricantes
Tipo de grasa	Reemplazo parcial de ácidos grasos de cadena larga por ácidos grasos de cadena mediana	*Progestimil*® contiene la mitad de ácidos grasos de cadena larga reemplazados por aceites vegetales
		Enfamil Nutramigen® no incluye aceite de ácidos grasos de cadena mediana, pero contiene aceites vegetales en lugar de grasas de origen animal
Alergia/ intolerancia	Sustitución de la proteína de la leche por proteína de frijoles de soya o reemplazo de proteínas enteras por fragmentos de aminoácidos o aminoácidos simples	*Similac Isomil*® y *Enfamil Prosobee*® reemplazan la proteína de leche por proteína de soya
Micronutrimentos y aditivos no nutritivos	Aumento de la concentración de calcio y fósforo para recién nacidos prematuros	*Enfamil Premature Lipil*®
	Disminución de minerales relacionados con la función renal	*Similac PM 60/40*® contiene concentraciones modificadas de calcio y fósforo y es baja en hierro
	Ácidos grasos esenciales agregados	*Similac Special Care Advance 24*® es una fórmula baja en hierro que se vende solo en hospitales para recién nacidos prematuros
	Prebióticos	*Enfamil Low Iron*® y *Similac Low Iron*®
	Nucleótidos	*Enfamil Premium Infant*®, *Similac Early Shield*®
Espesor	Arroz o fibra agregados cuando hay problemas gastrointestinales	*Similac Isomil*® D.F. (D.F.= evita la diarrea) para uso a corto plazo, adicionada con fibra de soya *Enfamil AR* está adicionada con arroz
Edad del recién nacido	Edad destinada: 0 a 12 meses	*Similac Isomil Advance*®
	Edad destinada: 9 a 24 meses	*Similac Isomil 2*®

Fuente: Basado en Brown (2014, 176 p.).

Preparación de una fórmula infantil

La forma correcta de preparar las fórmulas, ya sea de inicio, de seguimiento o para prematuros es: primero debe colocarse en la botella la cantidad de polvo previamente determinada y después se echa el agua para completar el volumen correspondiente, de acuerdo con las necesidades de líquidos del niño. Si la colocación del polvo y del agua se hiciera al revés daría como resultado un mayor volumen de agua con la consecuente reducción en el aporte de energía y nutrimentos.

PATRONES DE ALIMENTACIÓN
DURANTE LA LACTANCIA

El vaciado gástrico tras la alimentación al seno ocurre después de aproximadamente 1.5 horas, por lo que de 10 a 12 tomas es un número normal en 24 horas. El vaciado gástrico con los sucedáneos ocurre después de tres horas, por lo que de seis a siete tomas al día son normales. Lo más recomendable es que los intervalos de tiempo sean equilibrados, pero el niño podría adquirir otros patrones de alimentación sin afectar su crecimiento y desarrollo, por ejemplo, tener más tomas en la mañana y menos hacia la medianoche para prolongar las horas de sueño.

En el caso de lactantes amamantados basta con verificar que la toma dure 20 minutos y que se inicie cada 1.5 horas. Para lactantes alimentados con fórmula, en el cuadro 29 se muestra el volumen y el número de tomas que se espera que haga conforme crece y se desarrolla. Es importante mencionar que 8 onzas es la máxima cantidad que un lactante puede tolerar por cada toma sin causarle molestias. Si el lactante tiene un patrón de alimentación que combina amamantamiento con fórmula, será necesario esperar 1.5 horas después de cada toma al seno y tres horas después de cada toma con fórmula. Además, habrá que registrar las onzas que el niño succiona durante 20 minutos para contabilizarlas por cada 24 horas. En seguida se especifica la cantidad de leche que los niños suelen ingerir diariamente de acuerdo con su edad, así como el número de tomas y el número de onzas aproximado por toma. Conviene aclarar que una onza equivale a 33.3333 mL, pero para fines prácticos nos referimos a 30 mL.

Cuadro 29.
Cantidad de leche, número de tomas y onzas
por toma que los niños ingieren durante el primer año de vida

Edad en meses	Leche humana (mL/día)	Fórmula (mL/día)	Número de tomas por día	Cantidad por toma (mL)	Número de onzas por toma
1	650	400	12	54-33.3	1-2
2	650	600	10	60-65	2
3	705	700	8	87-88	3
4	705	900	6	118-150	4-5
5	705	900	5	141-180	5-6
6	705	900	4	176-225	6-7
7	600	500	4	125-150	4-5
8	500	500	4	125	4
9	500	500	3	166	5
10	500	500	3	166	5
11	500	500	2	125	4
12	500	500	2	125	4

Nota: La tasa de crecimiento y el estado de salud del niño son mejores indicadores de la frecuencia y volumen de cada toma.
Fuente: Basado en Brown (2014, 236 p.).

RIESGOS DE LA ALIMENTACIÓN CON SUCEDÁNEOS

La evidencia científica avala la superioridad de la leche humana para la alimentación durante los primeros meses de vida, por lo que otras formas de alimentación deben demostrar ausencia de efectos perjudiciales sobre la salud del lactante y de su madre. En cualquier caso, los lactantes no amamantados están expuestos a un mayor riesgo de morbimortalidad y generan un importante costo económico y social (Brahm y Valdés, 2017; Boué et al., 2018).

Riesgos a corto plazo para el lactante

Menor adaptación gastrointestinal. Como se mencionó antes, la alimentación con leche humana implica una velocidad de vaciamiento gástrico de 1.5 horas, permitiendo al niño sentirse más cómodo, mientras que los sucedáneos retrasan el vaciamiento hasta por tres horas, lo que provoca además que la eliminación del meconio sea más lenta. Por otro lado, la ausencia de insulina y de hormona de crecimiento en los sucedáneos retrasa la maduración del epitelio intestinal y cierre intercelular, lo que favorece el paso de antígenos y de bacterias a la circulación y aumenta la probabilidad de desarrollar intolerancia a la leche de vaca, alergias, cólicos, estreñimiento, reflujo y hernias.

Procesos infecciosos. El lactante alimentado con sucedáneos carece de inmunoglobulinas y bactericidas, por lo tanto es 60 por ciento más susceptible de desarrollar infecciones gastrointestinales, respiratorias, de orina, otitis media aguda, sepsis, meningitis y enterocolitis necrotizante en niños prematuros, que se manifiesta por intolerancia a la leche, sangre en heces, dolor abdominal y distensión abdominal. El riesgo de hospitalización por estas causas es cinco veces mayor entre los lactantes no amamantados comparado con los alimentados al seno. El riesgo permanece incluso meses después de haber concluido la lactancia.

Síndrome de muerte súbita. Hasta la fecha se desconocen las causas de este síndrome, pero la incidencia global es mayor en los lactantes no amamantados (Carlin y Moon, 2017).

Riesgos a mediano y largo plazo para el lactante

Dificultades en la ablactación. La leche humana transmite los aromas y sabores de la dieta de la madre, mientras que el sabor de los sucedáneos no se modifica, lo que dificulta la adaptación a los alimentos diferentes de la leche.

Menor desarrollo neurológico. La menor concentración del ácido siálico y DHA (omega 3) retrasa la conducción nerviosa y con ello se observa un menor desarrollo psicomotor, neurovisual y maduración del tronco cerebral.

Menor vínculo afectivo. La alimentación al seno favorece el contacto físico, el intercambio de olores y sonidos, el aporte de triptófano, y la secreción de oxitocina, lo que ayuda a desarrollar sentimientos de bienestar y reducción del estrés.

Desarrollo físico. La alimentación con sucedáneos se asocia con el desarrollo de obesidad en etapas futuras de la vida, quizás debido a la transmisión de hábitos de alimentación inadecuados. Asimismo, el uso de biberón provoca maloclusión y mordida abierta.

Riesgos a corto plazo para la madre

Hemorragia posparto. La ausencia de oxitocina retrasa la involución uterina y adelanta la menstruación, lo que incrementa el riesgo de hemorragia y dificulta la recuperación de los depósitos de hierro.

Menor pérdida de peso. La alimentación con sucedáneos no requiere energía adicional, por lo que la grasa materna acumulada durante el embarazo permanece durante más tiempo.

Riesgos a mediano y largo plazo para la madre

El riesgo de desarrollar diabetes tipo 2 disminuye en 32 por ciento por cada año de lactancia, mientras que el riesgo de cáncer de mama disminuye 26 por ciento por cada año de lactancia, y el de ovario se reduce 37 por ciento (Chowdhury *et al.*, 2015).

Impacto en la dinámica y en la economía familiar

Desde cualquier perspectiva resulta más barato amamantar que alimentar con fórmulas infantiles:

- El gasto en salud se incrementa por otitis media, gastroenteritis y enterocolitis necrotizante.
- El gasto de bolsillo y el tiempo dedicado por ambos padres cuando el niño está enfermo también afectan la economía familiar.
- Se calcula que las madres dedican 500 horas al año a lavar y esterilizar biberones.
- La producción de sucedáneos implica el uso de plásticos, papel, latas, agua y consumo de energía para limpiar utensilios.

REFLEJOS DEL LACTANTE

Los recién nacidos sanos tienen reflejos que los ayudan a alimentarse al seno desde su nacimiento, estos son:

Búsqueda oral. El reflejo de búsqueda oral aparece a las 34 semanas de gestación y consiste en la abertura de la boca del niño cuando se toca el labio superior o inferior.

Hociqueo. El reflejo de hociqueo se refiere a la capacidad de girar la cabeza cuando se estimula el labio superior e inferior.

Succión. El reflejo de succión aparece una vez que el niño logra cubrir la areola con su boca.

Nauseoso. El reflejo nauseoso aparece a las 28 semanas de gestación; previene que los alimentos y los líquidos entren en los pulmones.

Deglución. El reflejo de deglución ayuda a que el niño pueda pasar la leche desde la cavidad oral hasta el esófago sin atragantarse.

PROCESO DE AMAMANTAMIENTO

El éxito de la lactancia depende de un correcto acoplamiento del niño en el seno de la madre. Para poder acomodarlo, la madre debe encontrar una posición que le permita permanecer cómoda durante los 20 minutos de la toma. Para ello es posible que requiera el uso de cojines, almohadas o un banco para colocar los pies. Hay muchas posiciones para el amamantamiento, pero son tres las básicas y se muestran en la figura 10. La madre podrá adoptar alguna de ellas para iniciar el proceso y modificarla de manera que ella misma encuentre su mejor posición.

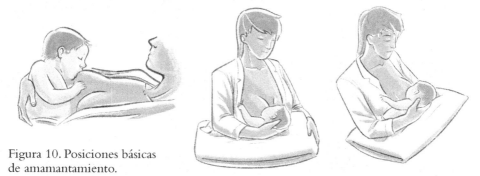

Figura 10. Posiciones básicas de amamantamiento.

Las madres que tienen gemelos también pueden adoptar una posición cómoda y amamantar a los dos niños al mismo tiempo, como se muestra en la figura 11. En el caso de trillizos se puede amamantar a dos lactantes al mismo tiempo y después al tercero, o alternar con extracción de leche y ofrecer biberón al tercer niño. El mecanismo de extracción de leche se tratará más adelante en este mismo capítulo.

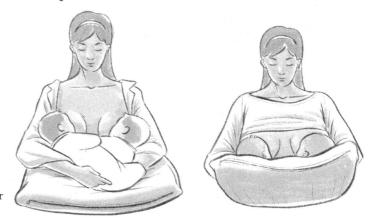

Figura 11. Posiciones para amamantar gemelos.

Para las madres que tienen niños prematuros se recomienda la posición de canguro que se muestra en la figura 12, de manera que el niño permanezca pegado al seno durante más tiempo.

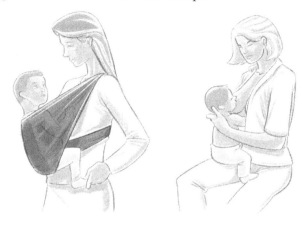

Figura 12. Posiciones de canguro para niños prematuros.

Acoplamiento

Una vez que la madre se encuentra cómoda debe moldear y colocar el seno para que el lactante pueda encontrar el pezón con facilidad e introducir un área suficiente de la areola dentro de su boca. Para moldear el seno se puede recurrir a la sujeción palmar, que consiste en que la madre coloca el pulgar por arriba de la areola y los dedos restantes debajo de la mama para formar una "c", o a la sujeción en forma de tijera, en la que la madre coloca el pulgar y el índice por arriba de la areola con los otros tres dedos por debajo. Cualquiera de las dos opciones de sujeción tiene la finalidad de evitar que el pezón se incline hacia arriba y provoque fricción y dolor.

Sujetando el seno con una mano, la madre deberá sostener al niño con el otro brazo para que su boca quede justo frente al pezón. En seguida deberá tocar el pezón con el labio superior o inferior del lactante para estimular el reflejo de búsqueda oral, con el que el niño abrirá la boca. Entonces la madre lo atraerá al seno asegurando que el pezón quede centrado en su boca para que la mayor parte de la areola quede cubierta, es decir, acoplado (figura 13). Un acoplamiento exitoso debe cumplir con las siguientes características:

- La boca del lactante debe estar bien abierta.
- La barbilla debe tocar el pecho o estar próxima a tocarlo.
- El labio inferior del lactante debe estar hacia afuera.
- La areola debe ser más visible por arriba que por debajo de la boca del lactante.

- Si la madre retrae el labio inferior debe ver la lengua apoyada en la línea de la encía inferior.
- La nariz del niño debe estar próxima al seno sin restricción de la respiración.
- La madre debe oír la deglución, pero no "chasquidos" ni "sorbidos".

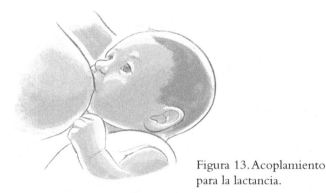

Figura 13. Acoplamiento para la lactancia.

Todos los lactantes empiezan la toma con succiones rápidas y cortas; cuando logran el acoplamiento cambian a una succión lenta y profunda y permanecen relajados. Las madres que experimentan dolor durante la succión deben verificar estos siete puntos, mientras que aquellas que sufren de dolor constante deben consultar a un profesional para descartar cualquier trastorno que comprometa la continuidad de la lactancia.

Una vez acoplado, la succión del niño alarga la areola y el pezón formando una tetilla. El lactante mueve la lengua alrededor de la areola oprimiéndola y provocando que la leche viaje de los conductos galactóforos hacia su boca. Entonces eleva la porción anterior de su lengua para completar el proceso de estimulación. Hunde y retrae la parte posterior de la lengua con movimientos peristálticos, haciendo presión negativa que mete la leche a su boca. Los receptores de la parte posterior de la cavidad bucal se estimulan y dan inicio al reflejo de deglución.

En una habitación en silencio debe escucharse la succión: al principio es rápida y poco sincronizada, y tiene la finalidad de liberar la leche desde los conductos; una vez que el niño comienza a sentir la leche en su boca, cambia a una succión más lenta y rítmica, y así debe permanecer durante 20 minutos, pues es cuando se está alimentando. Si el niño se queda dormido antes de terminar la toma se puede cosquillear en sus pies para asegurar que logre ingerir las tres fracciones de la leche.

Uso de extractores de leche

La leche humana es el mejor alimento para los niños en los primeros meses de vida, y la mejor forma de ofrecerla es directamente al seno, lo que se conoce como amamantamiento. Sin embargo, en situaciones de enfermedad o de separación materno-infantil por diversas razones, se vuelve necesario recurrir a la extracción de leche para mantener la continuidad de la lactancia, por ejemplo: mujeres que se reincorporan al trabajo o mujeres que tienen niños en incubadora o internados (Crossland *et al.*, 2016).

Existen tres formas principales para la extracción de leche (Becker *et al.*, 2011):

1. Manual, sin ningún equipo.
2. Uso de extractores manuales.
3. Uso de extractores eléctricos.

La extracción manual es poco común, por su complejidad y cantidad de tiempo invertido. Es más recomendable el uso de un extractor manual o uno eléctrico, según la preferencia y poder adquisitivo de la madre. Es posible que el bombeo eléctrico sea más eficiente para la secreción de prolactina, aunque nunca igualará a la succión del lactante. Suelen ser de pilas y de cable eléctrico para facilitar su uso dentro de casa y su transporte fuera de casa.

Antes de iniciar con la extracción se debe asegurar que el aparato esté armado de acuerdo con las instrucciones del fabricante, ya que la succión depende de que el sistema de bombeo sea hermético. También debe asegurarse que la bomba esté perfectamente limpia y desinfectada, lo mismo que las manos de la madre. Es necesario encontrar un lugar tranquilo con un ambiente relajado, ya que el estrés es el principal factor que impide la liberación de la leche.

Lo que el aparato busca es imitar el mecanismo de extracción del lactante: cuando inicia la succión lo hace de manera rápida; más adelante, cuando la leche comienza a liberarse, la succión es más lenta y rítmica. El procedimiento para la extracción de leche es el siguiente:

Extractor manual

1. Colocar la copa del extractor de manera que la areola quede centrada y completamente cubierta.
2. Una vez verificado que el binomio bomba-pezón se encuentra sellado en completo hermetismo, presionar la palanca del extractor de manera rápida como lo haría la succión del lactante.

3. Una vez que la leche comienza a liberarse entonces se puede adaptar la velocidad de "palanqueo", siempre que sea una velocidad constante y rítmica. El ritmo dependerá de la comodidad de la madre.
4. El tiempo que debe mantenerse la extracción es de 20 minutos por cada seno para asegurar la extracción de las tres fracciones de la leche.

Extractor eléctrico

1. Colocar la copa del extractor de manera que la areola quede centrada y completamente cubierta.
2. Una vez verificado el sellado hermético "palanquear" rápidamente, imitando la succión inicial del niño.
3. Presionar el botón del extractor para indicarle que ese es el ritmo que debe conservar.
4. Ya que la leche comienza a liberarse, variar la velocidad a una más constante y rítmica y oprimir de nuevo el botón del extractor. La madre entonces puede liberar las manos, excepto para sostener el aparato.
5. El tiempo que va a tardar la extracción es el mismo: 20 minutos.

Hay extractores que son dobles para poder realizar la extracción en ambos senos simultáneamente. Estos extractores disminuyen el tiempo de todo el procedimiento, pero su costo es más elevado.

Para mantener una óptima producción de leche es necesario igualar la frecuencia de las tomas del niño: lo ideal es que sea cada 1.5 horas, pero una frecuencia de cada tres horas también tiene buenos resultados. Lo mínimo recomendado es seis veces en 24 horas.

La leche extraída se debe almacenar en bolsas especiales o en frascos que sellen herméticamente. Cuando se almacena a temperatura ambiente dura hasta seis horas. Cuando se almacena en una hielera dura hasta 24 horas. En refrigeración dura hasta 72 horas y en condiciones de congelamiento dura hasta seis meses. Cada frasco o bolsa debe llevar una etiqueta que indique la fecha y la hora en que la leche fue extraída para prevenir posible contaminación cruzada.

Para descongelarla se debe pasar del congelador al refrigerador 24 horas antes de la toma, para que se descongele paulatinamente sin afectar sus componentes. También se puede utilizar baño maría, aunque es menos recomendable, ya que podría superar la temperatura adecuada. Una vez descongelada ya no se puede congelar nuevamente, como tampoco se puede guardar el resto de leche que el niño no haya terminado, por lo que se recomienda también colocar en cada frasco o bolsa la cantidad que el lactante necesitará en cada toma para evitar que se desperdicie. La manera más efectiva para calcular esta cantidad es mantener la extracción durante 20 minutos.

Lo que sí se puede hacer es mezclar las leches de dos extracciones diferentes, siempre que se mantengan a la misma temperatura y que no pasen más de 6 horas entre cada una. En este caso es necesario considerar que cada extracción contendrá la fracción de leche que corresponde al tiempo que se mantuvo la extracción, dejando probablemente al niño sin la fracción emulsión, ya que esta es la última de la extracción.

TRASTORNOS FRECUENTES DE LA LACTANCIA

La mayoría de las mujeres logra establecer la mecánica de la lactancia sin experimentar problemas importantes durante todo el periodo. La mayoría de los problemas que pueden presentarse se corrigen mediante educación adecuada, información correcta y apoyo social. Pero la carencia de alguno de estos factores incrementa la probabilidad de desarrollar algún trastorno relacionado con la lactancia que pueda comprometer la alimentación del lactante, como pueden ser:

- Dolor en los pezones
- Pezones planos o invertidos
- Falta de descenso
- Descenso hiperactivo
- Congestión
- Obstrucción crónica de conductos
- Mastitis
- Hiperlactación
- Baja producción de leche

Es importante tener en cuenta que la alimentación al seno debe continuar aun en presencia de estos trastornos, ya que es el común denominador de las estrategias de corrección (Berens, 2015).

Dolor en los pezones

Es común que las mujeres sientan molestias leves y transitorias en los pezones cuando comienzan a amamantar. Estas molestias suelen ceder al final de la primera semana. Un dolor intenso que no cede, grietas o fisuras son anormales e indican un posible trastorno.

Las causas del dolor en los pezones son diversas e incluyen:
• Acoplamiento inadecuado.
• Succión desorganizada.
• Bombeo mediante extractor con succión excesiva.
• Tamaño incorrecto del succionador.
• Anormalidades dermatológicas.
• Candidiasis oral en el niño (algodoncillo causado por levaduras).

Si no se corrige el dolor en los pezones podría causar congestión. O si la causa es la presencia de candidiasis dermatológica (algodoncillo) entonces podría desarrollar mastitis. En cualquier caso, la madre podría abandonar la lactancia, acción que se debe evitar.

La manera más eficaz de prevenir y corregir el dolor es el correcto acoplamiento y, si es el caso, atender la candidiasis dermatológica. Vale tener en cuenta que la alimentación al seno debe continuar al mismo tiempo que se corrige el dolor, ya que la liberación de leche es el principal factor que alivia las molestias; además, la alimentación del lactante no se debe interrumpir.

Pezones planos o invertidos

Aunque poco frecuente, es posible que algunas mujeres presenten desde el nacimiento una condición en la que los pezones son anatómicamente hundidos o planos como la areola. Puesto que al succionar el lactante debe formar una tetilla, un pezón plano dificulta el acoplamiento y, más aún, un pezón invertido lo hace imposible. Además, si el calostro no se libera puede desarrollar congestionamiento, pues la producción inicial de leche no se ve afectada, solo su liberación.

Para lograr el acoplamiento en el caso de pezones planos o invertidos existe la técnica de Hoffman, que se explica a continuación:

1. Los pulgares se colocan uno a cada lado de la base del pezón y se ejerce presión al tiempo que se separan los pulgares entre sí.
2. Se repite el paso uno, pero colocando los pulgares arriba y debajo de la base del pezón. Este procedimiento se repite cuantas veces sea necesario para lograr que el pezón empiece a elevarse sobre la areola.
3. Con los dedos pulgar e índice se toma el pezón y se ejerce presión hacia afuera para mantenerlo así.
4. Con los mismos dedos pulgar e índice se ejerce presión en sentido giratorio para ayudar a que el pezón permanezca así y el niño se pueda acoplar.

Es posible que después de cada toma los pezones tiendan a volver a su estado original, por lo que será necesario realizar la técnica cada vez que se alimente al niño. Si esta técnica no funciona, puede procederse con una cirugía correctiva (Tuncel *et al.*, 2014).

Falta de descenso

La falta de liberación de la leche desde los conductos es una condición que se puede presentar cuando el estímulo es insuficiente, es decir, cuando el niño es separado antes de los 10 a 30 segundos que se requieren para generar el estímulo. Las consecuencias más probables, de no corregirse este trastorno, son la congestión y el abandono de la lactancia, sobre todo por información insuficiente o inadecuada.

Como ya se mencionó, dado que el estrés es el principal factor que impide la liberación de la leche, las estrategias para corregir este trastorno están dirigidas a la reducción del estrés que incluyen: que la madre pruebe diferentes posiciones para amamantar, poner música suave para relajarse, someterse a masajes relajantes, pasear al niño fuera de casa y disminuir el consumo de bebidas a base de cafeína. Si estas estrategias no son suficientes puede recurrirse al uso de aerosol nasal de oxitocina para ayudar a estimular la liberación de la leche, pero su uso no debe exceder de tres días. Hay que mencionar que la estrategia de corrección más efectiva es la succión del lactante, por lo que lograr el acoplamiento adecuado es la primera opción de corrección.

Descenso hiperactivo

Este trastorno consiste en la liberación de la leche antes de que el niño empiece a succionar debido a una acumulación excesiva tras un periodo prolongado sin extracción. Esto es frecuente cuando las madres lactan con irregularidad, tal vez por actividades laborales, por miedo al dolor o por molestias que puedan estar presentes sin haberse identificado. Otra causa, aunque muy poco frecuente, es una hiperactividad de la oxitocina.

Las consecuencias de este trastorno van desde una leve incomodidad durante la alimentación, hasta el atragantamiento del niño por la necesidad de deglutir con avidez el elevado volumen de líquido y continuar succionando. Una consecuencia menos fatal, pero muy incómoda para el lactante es que al tragar ingiere aire que le causa dolor y molestias que podrían traducirse en un sentimiento negativo, aversión o rechazo hacia la alimentación al seno.

Este trastorno debe corregirse lo antes posible separando al niño por unos segundos o minutos hasta que el reflejo de expulsión se normalice, o extrayendo el exceso de leche con un extractor. La leche extraída puede ofrecerse al niño con biberón para que no se pierda la fracción solución, que es la primera que se libera durante la toma.

Congestión

La congestión se refiere a la acumulación excesiva de leche en los senos provocando sensación de dureza, rigidez y plenitud (Mangesi y Zakarija-Grkovic, 2016). Es común que se presente entre el segundo y el decimocuarto día después del parto, cuando todavía no se ha establecido por completo el proceso de aporte y demanda.

La causa de este trastorno es la extracción ineficaz debida a:
• Acoplamiento inadecuado.
• Pezones adoloridos.
• Pezones planos o invertidos.
• Separación del niño antes de los 20 minutos.
• Interrupción de la toma porque el niño se duerme.

La estrategia más eficaz para corregir la congestión es aumentar la frecuencia del amamantamiento para un acoplamiento adecuado. Otras estrategias:
• Uso de extractor si el niño no está disponible cada 1.5 horas.
• Extraer la leche antes de amamantar hasta que los senos se sientan blandos. Esta leche se puede ofrecer al niño mediante un dispositivo diferente del seno materno.
• Uso de compresas tibias antes de amamantar para aumentar el flujo y compresas frías después de la toma para reducir el dolor.
• Si el dolor no cede se puede recurrir al uso de analgésicos, de preferencia bajo prescripción médica.

Si la congestión no se detecta a tiempo y no se corrige puede evolucionar hasta inflamar los tejidos y obstruir los conductos.

Obstrucción crónica de conductos

La obstrucción de conductos consiste en el bloqueo localizado de leche ocasionado por estasis láctea, es decir, por leche que permanece en los conductos. La mujer puede identificar este trastorno porque se siente un nudo doloroso y se observa un área bien delimitada, sensible, caliente y enrojecida, pero sin fiebre ni otros síntomas de enfermedad. La causa que precede a este trastorno es una congestión no corregida.

Las consecuencias de este trastorno incluyen hiperlactación, mastitis y abandono de la lactancia por desconocimiento, por lo que es imprescindible la corrección mediante el vaciamiento completo de las mamas, cambio de posición para el amamantamiento, uso de un extractor con la bomba más grande y uso de compresas tibias para favorecer el flujo. La continuidad de la alimentación al seno es el factor más efectivo para corregir la obstrucción (Witt *et al.*, 2016).

Se ha propuesto el uso de lecitina granulada en dosis de una cucharada al día, pues la lecitina es un fosfolípido cuya función principal es emulsificar las grasas, lo que teóricamente dispersa los glóbulos de grasa de la fracción emulsión evitando que se acumulen en los conductos. Sin embargo, este hecho carece de sustento científico, ya que la lecitina ingerida es hidrolizada en la fase de digestión, como cualquier otro fosfolípido, y sus componentes se absorben por separado, con lo que la lecitina ingerida no es la misma que la utilizada en el metabolismo (Scott, 2005). Además, el organismo fabrica la lecitina que requiere, asegurando su función en cada reacción fisiológica. Otro inconveniente de la lecitina suplementada es que su aporte calórico suele pasar inadvertido cuando se recomienda o se usa, provocando un aporte de 9 kcal por cada gramo, como cualquier otro lípido, lo que representa un aporte extra de energía que no se controla en la dieta.

Mastitis

La mastitis es la inflamación de la glándula mamaria causada por infección. Los síntomas son los mismos que se presentan en la obstrucción de conductos, pero acompañados de fiebre y síntomas de gripe.

Aunque la mastitis puede presentarse sin ningún signo previo, es posible que la madre haya presentado agrietamiento o dolor en los pezones; también puede ser secundaria a una obstrucción de conductos. Aunque no es una causa, el uso de sostenes ajustados puede acelerar el proceso.

Si este trastorno no se trata puede provocar abscesos graves que lleven incluso a la muerte. Si la madre cursa con VIH, la probabilidad de contagio al niño aumenta en presencia de mastitis.

Las estrategias para corregir la mastitis incluyen las mismas que para el tratamiento de la congestión, y la extracción de leche es el paso más importante para el tratamiento; de hecho, es suficiente para corregir los casos de mastitis que no han cumplido 24 horas. También se debe asegurar un descanso adecuado y la ingesta de líquidos de manera regular. El ibuprofeno puede reducir el dolor y la inflamación, y es un tratamiento menos agresivo que el uso de antibióticos, pero si los síntomas no mejoran en 24 horas debe iniciarse tratamiento con antibiótico sin abandonar la extracción continua, aunque el uso de antibióticos para esta condición está actualmente en debate (Jahanfar *et al.*, 2016), así como la continuidad de la lactancia mientras permanece esta condición (Pustotina, 2016).

Hiperlactación

La hiperlactación se presenta cuando el volumen de leche que produce la madre excede la necesidad de ingesta del niño. Es secundaria al hecho de que las mamas no se drenan por completo durante cada toma, o a la obstrucción crónica de conductos, pues en este caso la leche no es liberada pero la producción es normal, y cuando se empieza a corregir se libera con altos volúmenes. Como la fracción solución es la primera que se libera, es la que el lactante ingiere en un volumen elevado llegando a la saciedad antes de ingerir la fracción emulsión.

Este trastorno causa molestias para la madre, como fugas entre las tomas y dolor a la eyección de la leche en un sector profundo de la mama, pero para el lactante implica consecuencias más graves:

- Regurgitación.
- Exceso de gases.
- Expulsión explosiva de heces verdes y espumosas por un rápido tránsito intestinal.
- Aumento eficiente de peso seguido por un crecimiento deficiente por la continua saciedad temprana, pues el lactante ingiere sistemáticamente la fracción solución sin llegar a la fracción emulsión.
- Si la ingesta baja en grasas continúa, el lactante puede presentar colitis.

Las estrategias para corregir este trastorno consisten en extraer la leche del seno del que el niño no mama para liberar el exceso de volumen sin afectar la producción, y usar compresas frías después de cada toma para disminuir el flujo y aliviar el dolor.

Es común que las madres crean que la expulsión explosiva de heces verdes y espumosas se trata de una alergia a la leche y no a un desequilibrio entre la fracción inicial y final, por lo que suelen cambiar la leche humana por una fórmula hidrolizada, lo que afecta la nutrición del niño y retrasa la corrección del trastorno.

Baja producción de leche

Este trastorno puede ocurrir cuando la madre amamanta con menor frecuencia de la recomendada. La causa más común es el acoplamiento inadecuado o, en su caso, el uso de un extractor de tamaño incorrecto. Y la consecuencia más común es el abandono temprano de la lactancia, lo que afecta el crecimiento y desarrollo del bebé.

El cambio de posición para lograr un acoplamiento adecuado, junto con el aumento en la frecuencia de amamantamiento constituyen las mejores estrategias para corregir este trastorno. Para lograrlo se recomienda relajarse y descansar correctamente y asegurar una ingesta adecuada de líquidos.

Existen sustancias conocidas como galactogogos que incrementan la prolactina, pero deben ser prescritas por un médico después de haber agotado las estrategias anteriores, y no exceder su uso más de 14 días. Los galactogogos aprobados para su uso farmacéutico son la metoclopramida y la domperidona. Los efectos secundarios del primero incluyen fatiga, somnolencia, diarrea, depresión, ansiedad, dolor de cabeza, confusión y mareo. Los efectos secundarios de la domperidona son raros. Otros galactogogos, como el fenogreco, la galeca o ruda cabruna y el cardo mariano o cardo bendito son de tipo herbolario y carecen de estudios de seguridad, por lo que su uso debe evitarse (Grzeskowiak *et al.*, 2019).

El cuadro 30 muestra una comparación de los trastornos frecuentes de la lactancia.

Cuadro 30.
Trastornos frecuentes de la lactancia

Trastorno	Definición	Causas	Consecuencias	Estrategias de prevención
Dolor en los pezones	Dolor con grietas o fisuras que no cede al final de la primera semana	Acoplamiento inadecuado, bombeo con succión excesiva, tamaño incorrecto del succionador, candidiasis oral, dermatitis	Congestión y abandono de la lactancia. Si el dolor es por candidiasis puede desarrollar mastitis	Cambio de posición, atención de candidiasis o del problema dermatológico

Trastorno	Definición	Causas	Consecuencias	Estrategias de prevención
Pezones planos o invertidos	Los pezones son hundidos o planos como la areola	Anatómicas	Congestión y abandono de la lactancia	Técnica de Hoffman
Falta de descenso	La leche no es liberada desde los conductos	Extracción insuficiente, estímulo insuficiente	Congestión y abandono de la lactancia	Cambio de posición, técnicas de relajación, reducir consumo de bebidas con cafeína, aerosol nasal de oxitocina
Descenso hiperactivo	Liberación rápida de leche. Liberación de leche antes de que el niño empiece a succionar	Acumulación excesiva de leche por un periodo prolongado sin extracción. Hiperactividad de la oxitocina	Atragantamiento del niño, ingesta de aire que provoca dolor y molestias	Separación del niño hasta que disminuya el reflejo de expulsión, extraer el exceso de leche con un extractor
Hiperlactación	El volumen de leche producido excede la ingesta del niño	Las mamas no se drenan por completo, obstrucción crónica de los conductos	Fugas entre las tomas, dolor a la eyección o en un sector más profundo de la mama. Regurgitación, aumento deficiente de peso, heces verdes y espumosas, colitis	Extraer la leche del seno que el niño no mama, usar compresas frías
Congestión	Acumulación excesiva de leche provocando sensación de rigidez, dureza y plenitud	Extracción inefectiva por separación antes de los 20 minutos, acoplamiento inadecuado, niño dormido, pezones adoloridos	Inflamación de tejidos y obstrucción de conductos	Aumentar la frecuencia de amamantamiento (cada 1.5 horas), extraer un poco de leche antes de amamantar, compresas tibias y frías antes y después de amamantar, respectivamente; analgésicos para disminuir el dolor

Trastorno	Definición	Causas	Consecuencias	Estrategias de prevención
Obstrucción de conductos	Bloqueo localizado de leche por estasis láctea. Se siente un nudo doloroso y se identifica un área crecida bien delimitada, sensible, enrojecida, pero sin fiebre ni otros síntomas de enfermedad	Congestión no corregida	Hiperlactación, mastitis	Masaje suave, compresas tibias, vaciamiento completo de las mamas, cambio de posición, extractor más grande
Mastitis	Inflamación de la mama; puede ser infecciosa o no. Los síntomas son los de obstrucción de conductos, pero acompañados de fiebre y síntomas de gripe	Obstrucción de conductos, infección	Abscesos, aumento de probabilidad de transmisión de VIH	Las que se indican para congestión. La extracción es el punto principal. Evitar el destete abrupto. Descanso, nutrición adecuada y líquidos. Si no cede, usar antibióticos
Baja producción de leche	Amamantamiento o extracción con menor frecuencia que la recomendada.	Acoplamiento inadecuado, tamaño de extractor incorrecto, estrés	Abandono de la lactancia	Cambiar la posición de acoplamiento, aumentar la frecuencia de extracción, relajarse, ingesta adecuada de líquidos, uso racional de galactogogos

FACTORES QUE INFLUYEN EN LA DURACIÓN DE LA LACTANCIA

La lactancia exclusiva requiere que la mujer realice diversas adaptaciones en su estilo de vida. Si la mujer no está dispuesta a adaptarse a estas modificaciones, o carece de la información necesaria, la duración de la lactancia se verá comprometida. Entre los factores que pueden poner en riesgo la duración óptima de la lactancia se encuentran los siguientes (Kent *et al.*, 2012):

Obesidad. La obesidad previa al embarazo puede afectar la síntesis de prolactina, disminuyendo la producción inmediata de la leche y, aunque la succión podría incrementar los niveles de prolactina, el desconocimiento podría llevar a la madre a abandonar la lactancia.

Apoyo familiar. El apoyo de la pareja es un factor primordial para el establecimiento de una lactancia exitosa. Si el padre del niño considera que la lactancia es una prioridad, es más factible que la mujer pueda concentrarse y amamantar en un ambiente tranquilo, pero si el padre favorece un ambiente de hostilidad, el resultado será el contrario y la producción de leche podría suprimirse.

Actividades laborales. La reincorporación a las actividades diarias, específicamente al trabajo, es una de las principales causas del abandono temprano de la lactancia, sobre todo si las condiciones laborales impiden la extracción en los horarios recomendados.

Educación. El nivel educativo puede afectar la información y conocimiento que la madre tenga sobre el establecimiento y mecánica de la lactancia, cuyo resultado es poca claridad sobre sus beneficios.

Circunstancias sociales. Muchas mujeres sienten vergüenza o pudor para amamantar a su hijo en presencia de otras personas, lo que disminuye la frecuencia de amamantamiento, si es que la madre decide salir de casa.

Nivel socioeconómico. Este factor tiene diferentes vertientes: por un lado, el hecho de contar con mayores recursos hace más accesible la adquisición de fórmulas infantiles, mientras que las mujeres de bajos recursos se ven obligadas a recurrir a la lactancia exclusiva; pero por otro lado, las mujeres de mayores recursos tienen acceso a hospitales en los que se incluye la instrucción para el establecimiento de la lactancia, mientras que en hospitales de asistencia social, la demanda dificulta la impartición de este apoyo.

Temor. Algunas mujeres temen generar demasiado apego a su hijo, por lo que limitan el lazo emocional.

En todos los casos es la información el factor de más importancia para el establecimiento del amamantamiento y resolución de situaciones adversas, como los trastornos de la lactancia.

EFECTO DE LA DIETA MATERNA
SOBRE LA COMPOSICIÓN DE LA LECHE

En los países desarrollados el contenido de algunos nutrimentos en la leche puede mantenerse en un nivel satisfactorio a expensas de los depósitos maternos, por lo que la composición de la leche se ve poco afectada, incluso si la ingesta de un nutrimento se encuentra por debajo de lo recomendado. Pero si hay un estado de malnutrición materna sostenida, el volumen de leche producido disminuye y la composición de ácidos grasos, yodo, selenio y la mayoría de las vitaminas se modifica, como se describe a continuación (Keikha *et al.*, 2017):

Agua. La leche humana es **isotónica** con el plasma de la madre por lo que un desequilibrio hídrico en el organismo de la madre puede afectar el porcentaje de humedad de la leche, provocando una mayor o menor densidad energética.

Grasas. La cantidad y composición de ácidos grasos disminuye si la madre pierde peso de forma excesiva. Por otro lado, los ácidos grasos trans atraviesan las membranas de las células secretoras, por lo que la ingesta inadecuada de alimentos industrializados podría afectar el metabolismo del recién nacido (Kim *et al.*, 2017).

Energía. Debido a que los lípidos representan la mayor proporción del valor energético total de la leche, la variación en la composición de lípidos provocará que la energía total también se modifique.

Proteínas. Las proteínas y aminoácidos de la leche son captadas por el plasma de la madre, por lo que una síntesis inadecuada o deficiente en el metabolismo materno afectará de forma considerable su composición.

El sabor de la leche humana

El sabor de la leche humana es la primera experiencia en el sentido del gusto del lactante. Su sabor natural es ligeramente dulce, pero también puede llevar los sabores de los alimentos que la madre ingiere, como menta, ajo, vainilla y alcohol (Mastorakou *et al.*, 2019). Si bien es cierto que algunas sustancias pueden resultar nocivas para los lactantes, es posible que estos se interesen más en la leche cuando sienten sabores novedosos. De hecho, estos sabores facilitan la ablactación, es decir, el proceso de la introducción de alimentos diferentes de la leche (Mennella *et al.*, 2017).

La transferencia de sabores depende de tres factores:

1. Tiempo transcurrido entre la ingesta materna y la producción de leche.
2. Cantidad del alimento consumido.
3. Frecuencia de consumo del alimento.

Capítulo 4

Nutrición y pérdida de peso de las mujeres en el periodo de lactancia

En el capítulo 1 se describió el procedimiento de evaluación del estado de nutrición de las mujeres embarazadas. La evaluación en las mujeres que lactan es muy parecida, pero con algunas diferencias. Por ejemplo, la historia clínico-nutricia debe contener un apartado para este periodo en cada indicador.

En la evaluación dietética se debe indagar sobre:
- Hábitos de ingesta de alimentos que pueden transferirse a la leche (ajo, vainilla, menta, etc.).
- Educación sobre los mecanismos de lactancia y producción de leche.
- Uso de extractor de leche.
- Uso de suplementos alimenticios.

A partir de 10 a 12 días después del parto se espera que la **hemodilución** se haya revertido por completo, por lo que a partir de este momento podrán esperarse valores bioquímicos muy similares a los de las mujeres no embarazadas, excepto para el calcio que, como se verá más adelante en este mismo capítulo, tiende a presentar valores inferiores a los que se espera en una mujer no lactante de la misma edad y peso.

La evaluación antropométrica se basa en el peso corporal y masa grasa; en este periodo debe utilizarse la reserva energética acumulada en forma de tejido adiposo, por lo que el parámetro a medir es la pérdida de peso (Neville *et al.*, 2014).

Tras el parto la mayoría de los cambios sufridos durante el embarazo tienden a regresar al estado en que se encontraban antes de la gestación, pero el organismo de la madre experimenta nuevas adaptaciones para poder instaurar la lactancia, algunas de las cuales comienzan desde la gestación. Existen cambios súbitos, por ejemplo, algunas hormonas, como la prolactina, elevan sus niveles, mientras que los de estrógenos y progesterona disminuyen, dando inicio a la secreción de la leche. En el peso corporal también hay cambios bruscos, ya que inmediatamente después del parto se pierden entre 4 y 7 kg por la expulsión del feto, líquido amniótico y placenta. Durante el embarazo el tejido mamario sufre las adaptaciones necesarias en preparación para la alimentación del recién nacido, y la grasa materna se almacena para cubrir las demandas energéticas que requiere la producción de leche.

Un embarazo típico y exitoso supone un aumento de peso de alrededor de 14 kg, de los que al momento del parto se pierden aproximadamente 11 kg, correspondientes principalmente a la placenta, el líquido amniótico, el peso ganado del útero y el niño. El tejido mamario, la grasa materna y parte del líquido extracelular permanecen conformando el peso *extra* de la mujer. El líquido extracelular se elimina paulatinamente conforme los ciclos hormonales recuperan su ritmo habitual previo al embarazo, alcanzando su normalización generalmente 10 o 12 días después del parto.

Tal como sucede en el embarazo, la reserva energética (grasa materna) es el único componente del peso corporal que se puede y debe controlar. Este peso deberá perderse a una velocidad de 0.5 a 0.8 kg por mes para no comprometer la producción y composición de la leche, puesto que esta depende de la dieta de la madre. Una velocidad mayor supone una dieta más restrictiva que posiblemente sea insuficiente para cubrir las demandas energéticas y nutricionales que implica la producción de leche. La velocidad máxima de pérdida de peso que se puede permitir es de 1.6 kg/mes.

La mayoría de las mujeres tiende a conservar 1 kg más después de cada embarazo (Endres *et al.*, 2015), lo cual no representa nada importante cuando se trata de una mujer con normopeso, por ejemplo: para una mujer de 161 cm, que antes del embarazo pesaba 55 kg, no representa ningún problema de salud que después de tres embarazos pese 58 kg, lo que significa un IMC de 22.3 kg/m^2, dentro de los límites normales.

REQUERIMIENTOS DE ENERGÍA Y NUTRIMENTOS DE LA MUJER EN PERIODO DE LACTANCIA

Las demandas nutritivas durante la lactancia son considerablemente más elevadas que durante el embarazo, ya que la mayoría de las necesidades extra de energía corresponden al volumen y contenido energético de la leche producida y al esfuerzo metabólico que supone la **lactogénesis**. Durante varios meses gran parte de los nutrimentos ingeridos se destinarán a la producción de leche para alimentar al niño. Por lo tanto, las necesidades nutrimentales de la mujer en periodo de lactancia están condicionadas por la elevada cantidad de energía y nutrimentos que requiere la lactogénesis. Estos requerimientos son incluso superiores a los que se tienen durante el embarazo.

El tipo de alimentación y el estado nutricional de la madre influyen en la cantidad y en la composición de la leche producida. La madre deberá alimentarse teniendo en cuenta las modificaciones que presenta la leche durante este periodo y el tipo de alimentación que debe recibir el niño de acuerdo con su edad. La alimentación de la madre en este periodo debe ser hiperenergética, variada, completa, suficiente y equilibrada para cubrir sus propias necesidades, así como las del niño. Una deficiencia proteico-energética por debajo de 60 por ciento de sus requerimientos diarios compromete el volumen y composición de la leche, por eso la nutrición durante el periodo de lactancia es más comprometida que en cualquier otro momento de la vida. Hay que tener en cuenta que la mayoría de las mujeres son capaces de producir leche en cantidades abundantes, incluso cuando se siguen dietas inapropiadas, lo que demuestra que el metabolismo humano es completamente adaptable para priorizar la alimentación del recién nacido.

Durante el embarazo las demandas del desarrollo fetal se cubren con las reservas plasmáticas de la gestante, mientras que durante la lactancia la mayoría de los nutrimentos ingeridos por la mujer son transferidos a la leche de forma inmediata. Una mujer que estuvo bien alimentada durante la gestación acumula reservas energéticas suficientes para iniciar la lactancia. Por el contrario, una mujer que acumuló reservas insuficientes y que lleva una alimentación deficiente produce leche a expensas de sus propias reservas, provocando desgaste físico y el deterioro de su salud general, y es peor en mujeres que tienen un nuevo embarazo dentro de un periodo de dos años posterior al parto (Erick, 2018).

Requerimientos de energía

La energía necesaria para mantener la lactancia es proporcional a la cantidad de leche producida. Se estima que por cada 100 mL de leche producida la madre debe ingerir 67 kcal extras, por lo tanto, el primer día, cuando en promedio se producen 50 mL, la energía extra que se propone deberá ser de 33.5 kcal/día, mientras que para el quinto día, cuando la producción es de 500 mL en promedio, el aporte adicional deberá ser de 335 kcal/día; a los

30 días se espera una producción de 650 mL, por lo que el aporte adicional se estima en 435.5 kcal/día, y a partir del tercer mes, cuando se espera una producción promedio de 750 mL, el aporte deberá ser de 502.5 kcal/día adicionales. A partir del sexto mes, cuando la leche deja de ser el alimento exclusivo, la producción comienza a disminuir paulatinamente hasta alcanzar 600 mL/día en el séptimo mes y 500 mL/día en promedio a partir de los 8 meses, asumiendo un aumento de energía de 402 kcal/día y 335 kcal/día, respectivamente (cuadro 31). Es importante considerar que, si una mujer produce menos leche, pero ingiere las 500 kcal/día adicionales (o las que correspondan), el resultado podría ser una mayor ganancia de peso corporal.

Aun cuando una buena parte de esta energía extra proviene de los depósitos de grasa acumulados durante el embarazo, otra parte debe provenir de la dieta de la madre que, de acuerdo con la Norma Oficial Mexicana 043-SSA2-2012, para la promoción y educación en materia alimentaria, debe ser diseñada de manera individual para cada paciente. Además, hay que tener en cuenta que existe una considerable variabilidad en la producción de leche entre cada mujer y en la misma mujer en diferentes momentos.

Para calcular la cantidad extra de energía que requiere una mujer durante el periodo de lactancia primero se estima la cantidad de energía requerida para la lactogénesis, para una mujer que produce una cantidad adecuada de leche. A esto se le suma la cantidad de energía contenida en la leche y, por último, se resta la energía que aportan las reservas grasas de la madre de acuerdo con la disminución de peso corporal que se presenta en este periodo.

Por obvio que parezca, es importante aclarar que este gasto de energía solo ocurre si la madre alimenta al lactante con leche humana, pues la alimentación con fórmula infantil no implica la producción por las glándulas mamarias. También es relevante señalar que, si la alimentación al seno se alterna con fórmula infantil, la energía adicional se requerirá de manera proporcional. Una vez hechas estas aclaraciones, asumimos la alimentación al seno como parámetro de referencia para realizar el cálculo de energía.

La restricción de 160 kcal/día supone una pérdida entre 0.4 y 0.8 kg por mes sin comprometer la calidad de la leche, que por razones obvias es la prioridad en este momento de la vida. Si restamos esta cantidad a la energía adicional estimada los requerimientos adicionales quedarían como en el cuadro 31. Hay que recordar que un aporte energético menor a 60 por ciento necesario para la producción de leche puede afectar la composición, por lo que, si 160 kcal supera este porcentaje, se deberá restringir a solo 40 por ciento, como es el caso de la producción de 500 mL/día.

Cuadro 31.
Requerimiento de energía de acuerdo
con la producción de leche

Tiempo después del parto	Cantidad promedio de leche producida (mL/día)	Gasto de energía causado por la producción de leche (kcal/día)	Energía adicional que supone una pérdida de peso de 0.5 a 0.8 kg/mes (kcal/día)
1 a 4 días	50	33.5	0
5 a 29 días	500	335	201
1 a 2 meses	650	436	276
3 a 6 meses	750	503	343
7 meses	600	402	242
8 a 12 meses	500	335	201

Dado que la producción de leche corresponde a los procesos vitales e involuntarios del metabolismo, el aporte de energía extra debe sumarse al gasto energético basal. El cálculo de energía con el peso actual supone el requerimiento de la mujer para mantener *ese* peso, es decir, sin reducir, pero también sin aumentar. Mientras que el aumento de la energía adicional representa un mínimo de 60 por ciento de la energía que demanda la producción de leche, que es la única actividad *extra* para el organismo. Las 160 kcal que se restringen diariamente suman 4 800 kcal/mes, equivalentes a 0.63 kg de grasa corporal. Puesto que este cálculo supone condiciones ideales, el rango de pérdida de peso podría variar entre 0.4 y 0.8 kg por mes, aunque en algunas mujeres la velocidad podría alcanzar hasta 1.6 kg por mes sin comprometer la calidad de la leche, que corresponde a la restricción de las 500 kcal/día. Las variaciones se deben a que 1 kg de tejido adiposo no es grasa pura, sino también agua y otros elementos, por lo que la reserva energética en realidad es de 7 600 kcal, aunque para fines prácticos usualmente consideramos 9 000 kcal que resultan de multiplicar 1 000 gramos por 9 kcal.

Revisemos un ejemplo considerando que 1 kg de grasa corresponde al déficit de 7 600 kcal: Una mujer de 1.61 m de estatura y 32 años de edad dio a luz hace dos semanas con un peso alcanzado de 73.6 kg, aumentó

14.6 kg, pues comenzó el embarazo con 59 kg. Actualmente pesa 63 kg y para lograr su peso previo al embarazo debe perder 4 kg que corresponden a reservas energéticas, es decir, grasa materna. Conviene considerar como meta el peso previo al embarazo para que sea alcanzable, ya que el peso ideal en este caso representa 7.27 kg en lugar de 4, lo que podría provocar ansiedad en la paciente con un posible abandono del tratamiento. Para una mejor comprensión iremos paso a paso en la resolución del ejemplo.

1. Calcular el gasto energético basal aplicando la fórmula de Harris-Benedict con el peso actual: GEB = 655 + (9.56 × 63 kg) + (1.85 × 161 cm) − (4.68 × 32) = 1405.37 kcal/día

2. Agregar el requerimiento de energía adicional correspondiente a la lactogénesis, que en este caso es de 201 kcal/día: 1 405.37 kcal/día + 201 kcal/día = 1 606.37 kcal/día

3. Calcular el gasto energético causado por la actividad física. Conviene considerar 20 por ciento, por las demandas que supone el cuidado del recién nacido. 1606.37 kcal × 1.2 = 1927.6 kcal/día

4. Calcular el gasto energético causado por el efecto termogénico de los alimentos, que es de 10 por ciento: 1 927.6 kcal × 1.1 = 2 120.4 kcal/día

La restricción de 134 kcal significa un balance negativo de 4 020 kcal al mes, es decir, 0.52 kg (4 020/7 600 = 0.52 kg). Hay que recordar que del quinto día al 29 después del parto se restringen 134 en lugar de 160, ya que no debemos restringir más de 40 por ciento. A partir del primer mes la restricción de 160 kcal/día significa una pérdida de peso de 0.6 kg/mes. La cantidad de energía almacenada en 4 kg es de 30 400. A una velocidad de 0.6 kg por mes, se espera que al cabo de seis meses (séptimo a partir del parto) esta mujer haya recuperado su peso previo al embarazo sin comprometer la calidad de la leche ni su propia salud.

Si la mujer desea continuar este régimen de alimentación para perder 3.27 kg más hasta alcanzar su peso ideal, entonces el cálculo de energía se obtiene de la siguiente forma:

1. Calcular el gasto energético basal considerando un peso actual de 59 kg: 1 367.13 kcal/día

2. Agregar el requerimiento que demanda la lactogénesis a partir del octavo mes: 1 367.13 + 201 kcal/día = 1568.13

3. Agregar 20 por ciento por actividad física: 1 568.13 kcal/día × 1.2 = 1 881.7 kcal/día

4. Agregar 10 por ciento por el efecto termogénico de los alimentos:
1 881.7 kcal/día × 1.1 = 2 069.9 kcal/día

En 3.27 kg hay 24,852 kcal; con una restricción de 134 kcal/día, el peso ideal podría alcanzarse en seis meses, es decir, aproximadamente 13 meses después del parto. Si la restricción fuera mayor, la velocidad de pérdida de peso también aumentaría.

En el caso de mujeres con sobrepeso u obesidad las metas deben manejarse de la misma forma: primero deberá alcanzar el peso previo al embarazo y después buscar el peso ideal. Lo mismo que para las mujeres con bajo peso.

La actividad física se asocia con hábitos saludables de alimentación y por lo tanto con volúmenes mayores de leche, por lo que la actividad física regular y moderada ayuda a perder peso sin afectar la lactogénesis (Bane, 2015). Aunque no está de más verificar que la pérdida de peso no exceda 1.6 kg al mes, en cuyo caso se deberá ajustar la ingesta energética.

En cualquier caso, el monitoreo del peso de la madre y el niño indicarán los ajustes necesarios en la ingesta energética, ya que la velocidad de pérdida de peso siempre es individual.

Distribución de macronutrimentos

En promedio la producción de leche humana implica el gasto de 500 kcal por día que corresponden a 75 g de hidratos de carbono, 18.75 g de proteínas y 14 g de lípidos, es decir, a una distribución de 60, 15 y 25 por ciento, respectivamente. De manera que una distribución conservadora de 60 por ciento para hidratos de carbono, 15 por ciento para proteínas y 25 por ciento para lípidos asegura una ingesta equilibrada bajo las leyes de la alimentación. Es importante asegurar el aporte de proteínas de alto valor biológico, igual que durante el embarazo. Asimismo, el aporte de grasas debe incluir ácidos grasos monoinsaturados y poliinsaturados. Las cantidades de omega 3 y omega 6 deben igualar las de la mujer embarazada, es decir, la proporción de estos ácidos grasos debe aumentar, lo que sucede al incrementar la energía total.

Requerimientos de micronutrimentos

Al ser el alimento más completo que existe en la naturaleza, la leche humana contiene todas las vitaminas y minerales que requiere un niño durante su primer año de vida, por lo que la totalidad de los nutrimentos deben estar cubiertos en la dieta de la madre, es decir, la dieta debe ser completa. Esto se asegura mediante la inclusión de todos los grupos de alimentos, junto con un aporte suficiente de energía y una distribución equilibrada de macronu-trimentos, procurando la mayor variedad (Segura *et al.*, 2016). A esto debe añadirse el cumplimiento riguroso de las normas higiénicas necesarias para asegurar que la dieta sea inocua. Sin embargo, algunos nutrimentos merecen mención especial.

Requerimiento de hierro

Durante el embarazo aumentan los requerimientos de hierro de la gestante para cubrir las reservas del niño desde el nacimiento y hasta los primeros 4 meses de vida (Griffin y Abrams, 2001). La pérdida de hierro que normal-mente supone la hemorragia durante el parto y días posteriores (puerperio) se compensa con el que se libera gradualmente a partir de la destrucción de la masa de glóbulos rojos, cuya concentración también aumenta durante el embarazo. Además, como mecanismo de defensa, la menstruación cesa durante los primeros meses de lactancia, lo que previene las pérdidas de este mineral. Estos mecanismos hacen que los requerimientos maternos dismi-nuyan de 30 mg/día durante el embarazo a solo 15-20 mg/día durante la lactancia, cantidad que se cubre con una dieta rica en hierro, por lo que la suplementación deja de ser necesaria, excepto para las mujeres con necesidad comprobada, como aquellas que hayan sufrido anemia ferropénica durante la gestación.

Requerimiento de calcio

El calcio es un componente importante de la leche humana: cada 100 mL contienen 30 mg. La mayor parte del calcio de la leche procede de los de-pósitos en los huesos de la mujer, es decir, de la desmineralización ósea. Aproximadamente 250 mg diarios de calcio son transferidos al lactante a través de la leche humana. Se estima que durante los primeros tres meses se transfiere un total de 20 gramos, lo que representa aproximadamente 3 por ciento del calcio corporal total de la madre y a los seis meses se ha transfe-rido 6 por ciento. Esto significa que al inicio de la lactancia se pierde entre 3 y 7 por ciento del calcio óseo de la madre, por lo que una evaluación de la densidad ósea indicará niveles menores a los deseados. Sin embargo, estas pérdidas comienzan a recuperarse espontáneamente a partir de los seis meses, normalizando la concentración tras el cese de la lactancia.

Además, como mecanismo de defensa, durante la lactancia se incrementa la absorción y la retención de este mineral, al tiempo que se reducen las pérdidas en orina, por lo que los requerimientos de este elemento son de 1 000 mg/día, igual que los recomendados para las no lactantes, excepto en mujeres adolescentes o menores de 25 años, en quienes este tejido se encuentra aún en formación (Kovacs, 2016).

Paradójicamente, el hecho de haber alimentado al seno mejora la densidad ósea a largo plazo y parece ser un factor protector contra fracturas osteoporóticas; más aún, el efecto es mayor cuanto más prolongado haya sido el amamantamiento.

Requerimiento de yodo

El yodo es esencial para el desarrollo neurológico del lactante y como su contenido en la leche depende de la dieta de la madre, se requiere que esta ingiera 290 µg al día. Los alimentos que representan la mejor fuente de yodo son los pescados y mariscos, cuyo consumo suele restringirse durante el periodo de lactancia como una estrategia de prevención de alergias.

Por otro lado, de acuerdo con la Norma Oficial Mexicana para la prevención, tratamiento y control de las enfermedades por deficiencia de yodo (NOM-038-SSA2-2010, DOF, 2011), en México se adicionan 30 mg de yodo por cada kg de sal (en forma de yoduro de potasio o yoduro de sodio), lo que significa que cada 5 gramos de sal (que es el límite superior recomendado) contienen 150 µg de yodo. Aun así, es difícil conseguir los 290 recomendados, más aún si la mujer lactante tiene restricción para el consumo de sal, por lo que se recomienda suplementar médicamente este nutrimento durante el periodo de lactancia.

Requerimiento de ácido fólico

La leche humana contiene alrededor de 55 µg por litro; suponiendo una producción promedio de 750 mL de leche al día, y una absorción menor a 100 por ciento, el aporte diario necesario se estima en 50 µg/día más que durante la gestación, es decir, 450 µg/día. La ingesta adecuada de folatos asegura que su concentración se mantenga constante en la leche y así el lactante reciba un suministro adecuado que le permita un equilibrio hemático satisfactorio y el crecimiento óptimo (Page et al., 2017).

El cuadro 32 muestra los requerimientos diarios de vitaminas y minerales para las mujeres en periodo de lactancia, en comparación con las mujeres embarazadas, así como con aquellas no embarazadas y no lactantes (Bourges et al., 2008; Brown, 2014).

Cuadro 32.
Requerimiento diario de vitaminas y minerales durante
el embarazo y la lactancia

Micronu-trimento	Unidades	Mujeres embarazadas	Mujeres en periodo de lactancia	Mujeres no embarazadas ni lactantes	Fuentes
Calcio	mg/día	1000	1000	1000	Leche y lácteos, verduras de hoja verde, legumi-nosas, pescados con es-pinas: salmón, sardinas
Zinc	mg/día	11	12	8	Carne roja, carne blanca, carne rosa, cereales y granos enteros, nueces y frutos secos, semillas, leguminosas, levadura de cerveza
Cloro	mg/día	2300	2300	2300	Sal de mesa, carne roja, carne blanca, carne rosa, leche, huevo, alimentos procesados
Cobre	µg/día	1000	1300	900	Vísceras, mariscos, ce-reales y granos enteros, nueces, frutos secos y semillas, leguminosas, le-vadura de cerveza, papa
Cromo	µg/día	30	45	25	Huevo, carne roja, car-ne blanca, carne rosa, vísceras, mariscos, leva-dura de cerveza, cereales integrales, germen de trigo, manzana, plátano, espinaca
Flúor	mg/día	3	3	3	Mariscos, agua fluora-da, té
Fósforo	mg/día	700	700	700	Carne roja, carne blanca, carne rosa, leche y lác-teos, huevo
Hierro	mg/día	30	9	18	Huevo, carne roja, carne blanca, carne rosa, vís-ceras, salmón, atún, ce-reales y granos enteros, nueces, frutos secos y semillas, leguminosas

Micronutrimento	Unidades	Mujeres embarazadas	Mujeres en periodo de lactancia	Mujeres no embarazadas ni lactantes	Fuentes
Magnesio	mg/día	350	310	310	Cereales y granos enteros, verduras de hoja verde, leguminosas, frutos secos, mariscos, cacao
Manganeso	mg/día	2	3.6	1.8	Frutos secos, cereales y granos enteros, verduras de hojas, té
Molibdeno	µg/día	50	50	45	Nueces y frutos secos, cereales y granos enteros, leguminosas
Potasio	mg/día	5100	5100	4700	Carne roja, carne blanca, carne rosa, naranja, plátano
Selenio	µg/día	60	70	55	Huevo, carne roja, carne blanca, carne rosa, vísceras, pescado, salmón, bacalao, sardinas, mariscos, cereales y granos enteros, ajo
Sodio	mg/día	2300	2300	2300	Sal de mesa, salsa de soya, carne roja, carne blanca, carne rosa, leche, cereales, verduras de hoja verde, papa, leguminosas, alimentos procesados, embutidos, enlatados
Yodo	µg/día	220	290	150	Sal yodada, levadura de cerveza, germen de trigo, mariscos, pan, leche y lácteos
Vitamina A	µg/día	770	1300	700	Yema de huevo, carne roja, carne blanca, carne rosa, vísceras, leche y lácteos, hígado, verduras de color amarillo, rojo, naranja y verde oscuro
Vitamina B_1 (tiamina)	mg/día	1.4	1.4	101	Cereales y granos enteros, carne roja, carne blanca, carne rosa, leche y lácteos, pescado: salmón, bacalao, sardinas

Micronu-trimento	Unidades	Mujeres embarazadas	Mujeres en periodo de lactancia	Mujeres no embarazadas ni lactantes	Fuentes
Vitamina B_{12} (cianoco-balamina)	µg/día	2.6	2.8	2.4	Huevo, carne roja, carne blanca, carne rosa, vísceras, leche y lácteos, cereales enriquecidos, mariscos
Vitamina B_2 (riboflavi-na)	mg/día	1.4	1.6	1.1	Huevo, carne roja, carne blanca, carne rosa, leche y lácteos, cereales y granos enteros, nueces, frutos secos y semillas, vísceras
Vitamina B_3 (niacina)	mg/día	18	17	14	Huevo, carne roja, carne blanca, carne rosa, leche y lácteos, levadura de cerveza, cereales enteros, nueces y frutos secos
Vitamina B_5 (ácido pantoté-nico)	mg/día	6	7	5	Huevo, carne roja, carne blanca, carne rosa, papa, hígado, brócoli, tomate, cereales y granos enteros
Vitamina B_6 (piridoxi-na)	mg/día	1.9	2	1.3	Carne roja, carne blanca, carne rosa, cereales enri-quecidos, nueces, frutos secos y semillas, legumi-nosas, plátano, papa, fru-tas no cítricas, hígado
Vitamina B_8 (biotina)	µg/día	30	35	30	Hígado, yema de huevo, soya, pescado, granos enteros
Vitamina B_9 (ácido fólico)	µg/día	600	450	400	Verduras de hoja ver-de, leguminosas, frutas, especialmente cítricos, cereales enriquecidos, hígado
Vitamina C (ácido ascórbico)	mg/día	85	120	75	Frutas, especialmente cí-tricos, coles, verduras de hoja verde

Micronu-trimento	Unidades	Mujeres embarazadas	Mujeres en periodo de lactancia	Mujeres no embarazadas ni lactantes	Fuentes
Vitamina D	µg/día	5	5	5	Leche y lácteos, carne roja, carne blanca, carne rosa, yema de huevo, cereales fortificados, pescado graso: salmón, bacalao, sardinas
Vitamina E	mg/día	15	19	15	Nueces, frutos secos y semillas, verduras de hoja verde, germen de trigo, granos enteros, hígado, yema de huevo, carnes grasas, aceites vegetales (maíz, girasol, cártamo, etc.)
Vitamina K	µg/día	90	90	90	Verduras de hoja verde, cereales enriquecidos, leche, yema de huevo, hígado, coles, síntesis intestinal

Fuente: Basado en Brown (2014, 24 p.) y Bourges *et al.* (2008).

Requerimiento de líquidos

Los requerimientos de líquidos de la mujer en periodo de lactancia también aumentan para poder hacer frente a la producción de leche, que está compuesta de agua en 87 por ciento, por lo que en 750 mL de leche habrá en total 652.5 mL de agua, equivalente a unos tres vasos al día. Para reponer este gasto, el organismo recurre a mecanismos que aseguren la ingesta; estos mecanismos se manifiestan como sed. También es útil monitorear el color amarillo pálido de la orina para prevenir cualquier grado de deshidratación. Además, la satisfacción adecuada de agua ayuda a evitar el desarrollo de estreñimiento secundario a la compensación orgánica. Beber líquidos durante las tomas del niño favorece la hidratación de la madre, pero es importante evitar líquidos calientes, porque podrían tener consecuencias no deseadas.

Dietas alternativas

Las dietas vegetarianas o veganas son factibles durante la lactancia siempre que se asegure la cobertura de los requerimientos nutricionales (Agnoli *et al.*, 2017). Las mujeres que no consumen huevo ni leche deben vigilar periódicamente sus concentraciones bioquímicas de hierro, calcio, vitamina D, vitamina B_{12} y zinc.

El consumo de proteína suele ser adecuado si también lo es el aporte energético. La vitamina B_{12} puede obtenerse a través de la linaza y de productos a base de soya enriquecida. La levadura de cerveza también es rica en esta vitamina, pero el consumo de alcohol debe limitarse durante la lactancia.

Prácticas incompatibles con la lactancia

Dado que los beneficios de la lactancia son indiscutibles, se recomienda evitar cualquier práctica que pueda poner en riesgo la calidad de la leche y, con ello, el crecimiento y desarrollo del lactante (Marangoni *et al.*, 2016).

Consumo excesivo de alcohol

Los efectos adversos del consumo de alcohol durante el embarazo están bien documentados, pero sus efectos en la lactancia suelen ser controvertidos, ya que varían desde utilizar el alcohol como galactogogo hasta evitarlo por completo (Haastrup *et al.*, 2014). En muchas culturas se fomenta el uso del alcohol como galactogogo y como "calmante del niño inquieto". Lo anterior es parcialmente cierto, ya que la evidencia científica observa que a partir del consumo de 0.3 gramos de etanol por cada kilogramo de peso de la madre las concentraciones de prolactina aumentan y los patrones de sueño del niño se alteran (Heil y Subramanian, 1998). Pero también es cierto que los niveles de oxitocina disminuyen y dificultan la liberación de la leche. Además, el sabor de la leche cambia, lo que podría afectar negativamente el proceso de ablactación.

La concentración de etanol de la leche se iguala con la concentración plasmática de la madre al momento de amamantar. La cifra máxima en el plasma de la madre (y por lo tanto en la leche) se alcanza entre los 30 y 60 minutos después de la ingesta, aunque podría retrasarse hasta 90 minutos si se consume junto con alimentos. Por esta razón la extracción de leche después del consumo no necesariamente evitará su contenido en la siguiente toma, puesto que podrían pasar menos de 90 minutos antes de iniciarla. La velocidad de eliminación del etanol de la sangre difiere de acuerdo con la cantidad ingerida y con el peso de la madre. Una mujer puede beber alcohol y lactar siempre que pueda sincronizar el tiempo de consumo y eliminación del etanol con la producción y el aporte de la leche. Para calcular los gramos de alcohol se aplica la siguiente fórmula:

Gramos de etanol = (grados de alcohol × mL ingeridos × 0.80) / 100

Si una mujer de 54 kg bebe una cerveza en lata que contiene 355 mL y 4.5° de alcohol, entonces:

Gramos de etanol = (4.5 × 355 × 0.80) / 100 = 12.75 g de etanol que equivalen a 0.23 g/kg

Es decir, la mujer está consumiendo menos de 0.3 gramos de etanol por cada kilogramo de peso corporal, que no interfiere con la lactancia. Pero si ella desea ingerir dos cervezas, entonces deberá esperar 1.5 horas para amamantar al niño (es el tiempo que corresponde a una de las dos bebidas, puesto que ya se sabe que la primera no tendrá ningún efecto nocivo). Otra estrategia para no afectar la lactancia es extraer, previamente al consumo de alcohol, la cantidad de leche necesaria para alimentar al niño durante el tiempo que se estima que permanecerán las altas concentraciones de alcohol en el plasma.

Hábito de tabaquismo

Cualquiera que sea la forma de alimentación, sea leche humana o sucedáneo, los riesgos del hábito materno de tabaquismo para los lactantes son numerosos, entre los que se encuentra la otitis media, exacerbaciones de asma, infecciones respiratorias, cambios en los patrones de sueño, cambios en el olor y sabor de la leche producida, cólico y reflujo (Napierala *et al.*, 2016); recientemente se han encontrado posibles daños en los discos intervertebrales (Altun y Yuksel, 2017). Además, las mujeres que fuman tienen también otros hábitos inadecuados en el estilo de vida, lo que incrementa la probabilidad de que decidan no amamantar, eviten buscar ayuda durante un trastorno de la lactancia o abandonen la lactancia dentro de los primeros tres meses después del parto.

Por otra parte, existe controversia alrededor del efecto del tabaquismo sobre la producción de la leche y el crecimiento del niño: algunas posturas indican un efecto nocivo, mientras que otras refieren que no hay asociación. Pero ante la duda, la afirmación que divulgan los organismos de salud es que el tabaquismo es un factor de riesgo para la baja producción de leche y el desarrollo deficiente del niño. Los parches para dejar de fumar producen el mismo efecto, por lo que tampoco se recomienda utilizarlos como estrategia para abandonar el hábito de tabaquismo.

Sin embargo, debido a que el riesgo de fumar y amamantar es menor que el riesgo de fumar y no amamantar, el tabaco no se incluye como droga de abuso con efectos adversos para el lactante.

Uso de marihuana

El THC (delta-9-tetrahidrocannabinol), ingrediente activo de la marihuana, se transfiere a la leche en una concentración ocho veces mayor que la de la sangre de la madre. El lactante lo absorbe y lo metaboliza con consecuencias, como daños estructurales de las células cerebrales, neurotransmisión deficiente y alteraciones en la síntesis de ADN y ARN (Mourh y Rowe, 2017). El riesgo depende de la dosis y la frecuencia, pero es un hecho que cualquier condición adversa, por mínima que sea, es indeseable.

Abuso en el consumo de cafeína

El consumo de una taza de café produce concentraciones en la leche de apenas uno por ciento de la cifra plasmática de la madre. Es una cifra muy pequeña, pero la capacidad para metabolizar la cafeína se desarrolla entre los 3 y 4 meses de vida, por lo que, entre 0 y 3 meses, tras el consumo de cafeína, el lactante se notará despierto, hiperactivo e inquieto (McCreedy *et al.*, 2018). Estos síntomas no requieren hospitalización y desaparecen por completo después de una semana de haber consumido la última dosis. Algunos niños son más sensibles que otros: unos pueden tolerar hasta tres tazas de café al día, mientras que otros no toleran ni una taza. En caso de detectar hipersensibilidad la madre deberá evitar el consumo de café, té, refresco, chocolate y medicamentos sin receta.

En general el consumo moderado de cafeína resulta inocuo durante el embarazo y la lactancia, pero se recomienda evitarlo durante los primeros cuatro meses después del parto.

Uso de fármacos no controlados

Se estima que 90 por ciento de las mujeres consumen algún medicamento durante la primera semana posparto, ya sea prescrito o no, y para indicaciones diversas. Aunque casi todos los medicamentos especifican la contraindicación durante la lactancia, es posible que la información sobre la seguridad de los medicamentos durante este periodo no esté disponible en las indicaciones del propio medicamento. La mayoría de los fármacos se excretan en la leche humana y pueden convertirse en un motivo para abandonar la lactancia. Actualmente se dispone de opciones farmacéuticas inocuas para la mayoría de los trastornos de la lactancia, aunque siempre será esta la última opción (Ito, 2016).

El análisis del riesgo para el lactante consiste en dos aspectos: la cantidad que se excreta en la leche y los efectos adversos relacionados con la magnitud de la excreción. Pero también se deben considerar las propiedades farmaco-cinéticas del medicamento; la concentración que alcanza en el plasma o en la leche; la cantidad, la potencia y la duración de la dosis; la capacidad del lactante para absorber y excretar; el índice de exposición al medicamento; la edad; el patrón de alimentación; la dieta total y la salud general del lactante. Es difícil conocer todos estos factores, sobre todo en el momento en que se debe tomar una decisión, por eso, los sistemas de salud han agrupado los medica-mentos en siete categorías de acuerdo con los factores de riesgo relacionados con la lactancia materna:

1. *Citotóxicos.* Los citotóxicos o antineoplásicos son fármacos que in-terfieren con el metabolismo del lactante. Estos fármacos están con-traindicados durante la lactancia.
2. *Drogas de abuso.* Se clasifican como drogas de abuso las sustancias ile-gales que consume la madre y que pueden provocar adicción y sín-drome de abstinencia en el lactante, por lo que están absolutamente contraindicadas durante la lactancia (y en cualquier momento de la vida).
3. *Compuestos radiactivos.* Los tratamientos a base de sustancias radiactivas requieren el cese de la lactancia mientras se administran a la madre.
4. *Eventos adversos indefinidos.* Para algunos medicamentos se descono-cen los efectos adversos que pueden presentarse en los lactantes. Se recomienda evitarlos durante la lactancia.
5. *Eventos adversos relacionados.* Algunos medicamentos se han asociado con ciertos efectos adversos, aunque no de manera contundente, por lo que causan una preocupación en los padres y en el médico que los prescribe.
6. *Compatibles.* Existen diversos medicamentos para los que se ha de-mostrado compatibilidad con la lactancia.
7. *Sin riesgo.* Diversos agentes alimenticios y del ambiente están exentos de cualquier incremento de riesgo para la lactancia.

En realidad, son pocos los medicamentos que se contraindican durante la lactancia. Además de los antineoplásicos, las drogas ilegales y los radiactivos, son solo cuatro medicamentos los que están absolutamente contraindica-dos: fenindiona, indicada para las cardiopatías; amiodarona, indicada para el tratamiento de arritmias; derivados del ergot, utilizados como vasocons-trictores, y los yoduros de grado farmacéutico, indicados para el tratamien-to de trastornos tiroideos.

Otros medicamentos, como los antihistamínicos y los descongestionantes son seguros para el lactante, pero disminuyen la producción de leche, por lo que se recomienda evitar su consumo lo más posible durante la lactancia. Por la misma razón, la OMS recomienda evitar el uso de anticonceptivos orales durante las primeras seis semanas después del parto. En el sitio web www.e-lactancia.org se puede encontrar información actualizada sobre la medicación durante el periodo de lactancia.

Cuadro 33.
Productos de herbolaria con implicaciones
en la lactancia al seno

Hierba	Uso	Riesgos asociados
Equinácea	Alivio del resfriado común, fortalecimiento del sistema inmunitario	Información insuficiente, pero se asocia con alteraciones del tracto gastrointestinal
Raíz de ginseng	Aumento en la capacidad de trabajo mental y actividad física, reducción de estrés	Mastalgia, nódulos mamarios
Hierba de San Juan	Antidepresivo	En general tiene menos efectos adversos que los antidepresivos de prescripción, pero su composición difiere con las condiciones de siembra y procesamiento. En grandes dosis suprime la prolactina e interfiere con el citocromo P450, donde se metaboliza la mayoría de los fármacos y algunos nutrimentos
Alholva	Saborizante artificial	Diarrea, exacerbación de síntomas de asma, cólico y alergia en el lactante
Galega	Galactogogo (en vacas)	En humanos causa somnolencia, letargo, succión deficiente
Cardo mariano	Galactogogo	Información insuficiente

Exposiciones ambientales

Todas las personas estamos constantemente expuestas a la contaminación de metales pesados, disolventes, productos de limpieza, contaminación ambiental, pesticidas y productos de cuidado personal, condiciones que permanecen durante el periodo de lactancia. Se desconoce el potencial dañino de estos productos, pero es indiscutible que los beneficios de la lactancia superan los riesgos que estas exposiciones puedan implicar, por lo que la lactancia debe continuar independientemente de dichas exposiciones.

Productos de herbolaria

Diversas plantas medicinales se utilizan para prevenir o remediar trastornos como una baja producción de leche, mastitis, cólicos infantiles y candidiasis. Se ostentan como "naturales y seguros", pero la realidad es que se desconoce su potencial farmacológico y toxicológico. Entre los argumentos para defender sus supuestos beneficios se incluye que los productos "con químicos" son dañinos para el organismo, refiriéndose a los medicamentos de patente. Pero es indiscutible que la seguridad de los fármacos excede por mucho la seguridad de los productos de herbolaria.

Los productos de herbolaria pueden resultar citotóxicos, carcinogénicos, hepatotóxicos, laxantes y tóxicos por exceso de aceites esenciales. Además, los excipientes (vía en que se presenta cada producto) pueden contener metales pesados, drogas sintéticas, toxinas microbianas y tóxicos botánicos. Lo más recomendable es evitar la automedicación y consultar al profesional de la salud antes de decidir el tratamiento para cada condición. El cuadro 33 de la página anterior muestra los productos de herbolaria que pueden tener implicaciones (conocidas) durante la lactancia.

Capítulo 5

Alimentación complementaria

Como se ha insistido en capítulos anteriores, a lactancia al seno cubre los requerimientos nutricionales del niño durante los primeros meses de vida sin la necesidad de complementar con ningún otro alimento. Sin embargo, como se ha revisado en temas anteriores, la concentración de minerales en la leche humana tiende a disminuir a partir de los cuatro meses después del parto y, por sí misma, contiene cantidades insuficientes de vitamina D, vitamina K, flúor y hierro. A partir de este momento es necesario introducir alimentos que aporten los nutrimentos que la leche ya no puede cubrir. Se recomienda seguir un proceso en el que paulatinamente se introduzcan los alimentos diferentes de la leche sin abandonar la alimentación al seno o con fórmula, de manera que el lactante se incorpore a la dieta familiar a la velocidad que sus habilidades motoras y psicoemocionales le permitan. Durante este proceso la leche seguirá aportando los beneficios de protección y nutrición hasta que el organismo del niño haya madurado por completo, lo que se espera suceda a los 12 meses de edad, momento en el que se deberá iniciar el destete.

El destete también es un proceso, por lo que la suspensión de la lactancia no debe suceder de manera abrupta, sino que la frecuencia de las tomas debe reducirse poco a poco conforme se incrementa la introducción de los nuevos alimentos, cuando su organismo sea capaz de procesar los alimentos como lo hace un adulto (Alvisi *et al.*, 2015).

Los beneficios de protección inmunológica de la lactancia, incluyendo prevención de alergias e intolerancias, suponen una duración de un año, aunque las recomendaciones actuales insisten en extenderla hasta por dos años. La administración de cualquier alimento diferente de la leche humana o de la fórmula infantil se conoce como alimentación complementaria. Los alimentos pueden presentarse en forma sólida, semisólida o líquida. La alimentación complementaria requiere un proceso de incorporación progresiva de alimentos a la dieta del niño que se conoce como *ablactación*. De acuerdo con los requerimientos nutricionales, la maduración fisiológica y el desarrollo psicomotor, actualmente se recomienda iniciar la ablactación entre los 4 y 6 meses de edad (Vail *et al.*, 2015).

PROCESO DE ABLACTACIÓN

El tiempo de desarrollo psicomotor se ajusta a los mecanismos de regulación de la ingesta de alimentos: en los primeros meses de la lactancia la autorregulación está mediada por la saciedad; más adelante la autorregulación responde al placer de los sabores. La transición entre las reacciones por reflejo y las reacciones voluntarias es un proceso que requiere atención y paciencia. La introducción de los alimentos diferentes de la leche es parte de este proceso y debe hacerse conforme al crecimiento y desarrollo del niño. La valoración del momento ideal para iniciar la ablactación está determinada por las aptitudes y señales del lactante, entre estas:

- Mover la lengua de un lado a otro sin mover la cabeza.
- Mantener la cabeza erguida.
- Sentarse con poco apoyo.
- Observar la comida con atención.
- Apretar los puños tratando de alcanzar la cuchara.
- Mostrar irritación cuando disminuye el ritmo de alimentación.

De acuerdo con su desarrollo psicomotor, se espera que estas aptitudes aparezcan entre los 4 y 6 meses de edad. El cuadro 34 muestra las habilidades de alimentación que se espera que el lactante desarrolle durante los primeros 12 meses de vida.

Cuadro 34.
Desarrollo de las habilidades de alimentación del niño
en su primer año de vida

Edad	Características del desarrollo	Habilidades para alimentarse
0 a 1 mes	La visión es borrosa, pero escucha con claridad.	Reflejos de amamantamiento y succión.
	La cabeza tiene mayor tamaño que fuerza muscular.	Solo tolera líquidos ligeros (12 tomas/24 horas).

Edad	Características del desarrollo	Habilidades para alimentarse
1 a 3 meses	No puede separar el movimiento de la lengua de los movimientos de la cabeza.	Tolera volúmenes mayores y la frecuencia en las tomas disminuye a 8-11/24.
	Surge el control de la cabeza.	Deglute más fácilmente.
	Sonríe y se ríe, junta las manos.	Reconoce el biberón (si así se le alimenta).
4 a 6 meses	Es capaz de mover la cabeza de un lado al otro.	Se interesa en masticar, morder y conocer nuevos sabores.
	Mantiene el equilibrio cuando se sienta.	Sostiene el biberón, si así se alimenta.
	Movimientos más voluntarios, babeo controlado.	La frecuencia de las tomas ya es de 4-5/24 h.
	Erupción de incisivos centrales superiores e inferiores.	Deglute alimentos en papilla.
7 a 9 meses	Empieza a abrir y cerrar las manos.	Puede comer por sí mismo con las manos.
	Se sienta estable e independiente.	Puede masticar y comer.
	Gatea con manos y rodillas.	Empieza a sostener un vaso.
	Comienza a hacer sonidos, como "mamá" y "papá".	Expresa hambre y saciedad con claridad.
10 a 12 meses	Jala objetos para ponerse de pie, comienza a levantarse por sí mismo.	Le gusta comer con las manos, pero ya puede usar la cuchara.
	Disfruta de hacer sonidos como si fueran palabras.	Usa los labios para limpiar la cuchara.
	Comienza a recoger objetos pequeños como pasas.	Usa vaso abierto.
	Comienza a tener rutinas para dormir, casi no babea.	Disfruta alimentos picados, suaves o en trozos pequeños.
	Golpea juguetes con las dos manos.	Disfruta sentarse a comer en la mesa.

Fuente: Basado en Brown (2014, 124 y 240 pp.)

Uso de cuchara

La introducción de alimentos diferentes utilizando la cuchara tiene el propósito de favorecer la estimulación de los músculos de la boca, así como coadyuvar en su desarrollo general. Durante los primeros meses de vida el lactante ha experimentado únicamente la sensación suave y cálida del seno de la madre (o el biberón), mientras que la cuchara se siente fría y dura, lo que representa una nueva experiencia que estimula su desarrollo psicomotor. Al inicio tratará de succionarla, como si fuera el pezón, y el alimento se le saldrá de la boca, pero si el lactante ha tenido un desarrollo psicomotor adecuado tardará menos de una semana en adaptarse.

Las siguientes son algunas recomendaciones para iniciar el uso de la cuchara:

- Ofrecer la primera experiencia en un momento en el que el niño esté activo y juguetón, no hambriento ni cansado.
- Usar una cuchara pequeña con una hendidura poco profunda.
- De ser posible evitar un material muy frío o muy caliente.
- Esperar a que el niño extienda la lengua fuera de la boca (si no lo hace, aún no está listo para la introducción del nuevo alimento).
- Colocar la cuchara presionando ligeramente hacia el frente de la boca para evitar la estimulación del reflejo nauseoso.
- Cuidar que el mentón del niño quede hacia abajo para proteger las vías respiratorias.
- El ritmo de la alimentación debe responder al ritmo de deglución.
- Considerar que, sin importar cuál sea el primer alimento, el niño comenzará con una o dos cucharadas por comida, y una o dos veces al día; poco a poco alcanzará el equivalente a cinco o seis cucharadas en 10 minutos.

Posición para la alimentación

Igual que para amamantarlo, la forma como se coloque al niño es importante para una alimentación exitosa. Una posición inadecuada, por ejemplo acostado, puede provocar atragantamiento y molestia para el niño, que puede optar por abandonar el alimento.

Durante los primeros meses se recomienda una posición semirrecta, como la que guardan las carriolas o las sillas de auto, ya que el niño tendrá mejor control de la boca si tiene la cabeza y los pies apoyados. A partir de los 6 meses se recomienda una posición de 90° para favorecer la digestión y el equilibrio, tal como sucede en los adultos. Si la cadera resbala hacia adelante el estómago se presiona y la comida puede regresar. La persona que ofrece la cuchara debe sentarse justo frente al niño y hacer contacto visual sin que este necesite mover la cabeza.

Recomendaciones para el inicio de la ablactación

Actualmente existen consensos internacionales sobre las indicaciones que deben seguirse para llevar a cabo el proceso de ablactación. A continuación se presenta una compilación de estas recomendaciones (Fewtrell *et al.*, 2017; Niklaus, 2016; Prell y Koletzko, 2016):

- Sea cual sea el ambiente sociocultural de la familia, evitar iniciar la ablactación antes de los 4 meses de edad (Maillier *et al.*, 2019).
- A los 6 meses, la alimentación complementaria debe proporcionar menos de 50 por ciento del aporte energético total.
- Hasta los 12 meses de edad la leche debe proporcionar al menos 500 mL/día.
- Hasta la fecha no hay ninguna razón científica para introducir un alimento en primer lugar, por lo que se debe atender al desarrollo físico y psicomotor del niño, así como a los hábitos socioculturales de la familia.
- Evitar introducir alimentos con potencial alergénico, sobre todo cuando en la familia existan antecedentes de alergias o intolerancias autoinmunes (Silano *et al.*, 2016).
- Aunque en algunos países se recomienda iniciar la ingesta de pequeñas cantidades de leche de vaca a los 9 meses de edad, la mejor recomendación es evitarla antes de los 12 meses, debido a su perfil nutricional y potencial alergénico (Yang *et al.*, 2019).
- Educar al niño a consumir poca sal para prevenir casos de hipertensión, deshidratación y daño renal. Asimismo, evitar la introducción de alimentos con sabor dulce para retrasar lo más posible el desarrollo de caries y obesidad. Cabe destacar que la sacarosa y la fructosa tienen el mismo potencial metabólico, por lo que tampoco es recomendable sustituir la primera por la segunda (Maalouf *et al.*, 2017).
- Ofrecer agua con la frecuencia que se requiera de acuerdo con la actividad física, la temperatura ambiente y condiciones fisiológicas.
- Cuando se introduzca un nuevo alimento, este deberá ofrecerse en pequeñas cantidades. Evitar ofrecerlo antes de que el niño haya tolerado por completo el anterior.

La Norma Oficial Mexicana NOM-043-SSA2-2005, Servicios básicos de salud. Promoción y educación para la salud en materia alimentaria, hace 14 recomendaciones para el inicio de la ablactación (DOF, 2013):

1. Introducir un solo alimento a la vez. Ofrecerlo durante dos o tres días, lo que permitirá al niño conocer su consistencia.

2. No mezclar los alimentos al momento de servirlos o prepararlos.
3. No forzar su aceptación ni la cantidad de alimento a ingerir.
4. Primero debe ofrecerse el alimento semisólido y después la leche.
5. La cantidad de alimento variará día a día e irá en aumento paulatinamente. A la par, poco a poco disminuirá el volumen de leche consumido.
6. Promover el consumo de alimentos naturales.
7. Preparar los alimentos sin agregar sal, azúcar u otros condimentos.
8. Los alimentos deben ofrecerse primero como papilla, a los 6 meses avanzar a picados y al año de edad ofrecer pedazos pequeños.
9. Los alimentos deben prepararse con higiene.
10. La alimentación debe ajustarse a la práctica y al menú familiar, así como favorecer la socialización y el aprendizaje del niño.
11. Deben emplearse utensilios adecuados y permitir que el niño intente comer solo aunque se ensucie.
12. Los jugos de fruta deben ofrecerse cuando el niño pueda tomar líquidos en taza. De preferencia deben ser naturales. Antes de extraerlos, las frutas deben estar lavadas y sin cáscara. También puede ofrecerse agua hervida simple.
13. Cuando se ofrezcan los caldos o sopas hay que darle al niño el alimento sólido y no solo el líquido.
14. De preferencia el alimento debe estar a temperatura ambiente.

ESQUEMA DE ABLACTACIÓN

De acuerdo con el consenso internacional, actualmente no existe un esquema específico para iniciar la alimentación complementaria. A continuación se muestra un orden propuesto de acuerdo con las pautas referidas en las recomendaciones internacionales.

Las verduras suelen ser el primer alimento no lácteo que se introduce, aunque las llamadas foliáceas (verduras de hoja: espinaca, acelga, coles, etc.) deben introducirse después del noveno mes, ya que su contenido de nitratos puede provocar metahemoglobinemia (Martínez *et al.*, 2013; Simon *et al.*, 1966), un trastorno en que la forma oxidada de la hemoglobina es incapaz de liberar el oxígeno en los tejidos. Las verduras proporcionan pequeñas cantidades de proteína, lo que completa el aporte que la leche deja de cubrir.

Debido a que son ricas en hidratos de carbono, la introducción de frutas es la siguiente recomendación, ya que su alto aporte de fibra favorece el tránsito intestinal, mientras que su aporte de vitaminas favorece el estado nutricio. Es importante evitar ofrecer estos alimentos en forma de jugo, ya que esta preparación elimina la mayor cantidad de fibra y deja una alta cantidad de glucosa y fructosa, lo que provocaría un aporte de carbohidratos mayor al deseado, así como una costumbre a los sabores dulces que dificulta la aceptación de los siguientes alimentos.

Después de las frutas y verduras se recomienda introducir los cereales. Además de hidratos de carbono, aportan también pequeñas cantidades de proteínas, minerales y tiamina. Las papillas industrializadas a base de cereales están tratadas con calor o enzimáticamente para hidrolizar los almidones en dextrinas y maltosas, respectivamente, y facilitar la dilución, la digestión y reducir el tiempo de cocción; estos productos se conocen como harinas instantáneas. De acuerdo con las instrucciones del fabricante, pueden prepararse con agua simple o con leche (humana, fórmula de inicio o de seguimiento). Estos productos deben contener 0.5 mg de hierro por cada gramo de producto seco. De acuerdo con la Norma Oficial Mexicana sobre alimentos y bebidas para lactantes y niños de corta edad (DOF, 2012), un producto podrá promoverse como "con hierro" únicamente cuando contenga al menos 1 mg/100 kcal de producto.

Por otro lado, el gluten es un componente proteico de algunos cereales (trigo, cebada y centeno). Sin importar su edad, algunas personas presentan enfermedad celiaca (celiaquía, esprúe tropical o enteropatía por gluten), un trastorno autoinmune en el que el gluten provoca un daño en las vellosidades intestinales, impidiendo la correcta absorción de los alimentos con la consecuente manifestación de trastornos gastrointestinales que pueden llevar a la muerte por desnutrición. Aunque este trastorno tiene un origen genético, se recomienda que las harinas que se ofrezcan al niño antes de los 6 meses de edad estén libres de gluten. Sin embargo, actualmente se recomienda introducir pequeñas cantidades entre los 4 y los 6 meses de edad, debido a que estudios recientes han encontrado que la introducción del gluten antes de los 4 meses o después de los 6, incrementa la probabilidad de desarrollar la intolerancia. Aunque si en la familia existe historia de intolerancias lo más recomendable será esperar hasta los 12 meses (Lionetti *et al.*, 2014).

A los purés introducidos hasta ahora se les puede adicionar aceite para lograr un preparado de alto valor energético. Los aceites que deben incorporarse son los que contienen en su mayoría ácidos grasos monoinsaturados, como el aceite de oliva y el aguacate (Comerford *et al.*, 2016). Los ácidos grasos saturados elevan la concentración de lipoproteínas LDL, razón por la que se recomienda retrasar la introducción de alimentos como la mantequilla hasta los 12 meses.

Una vez tolerados los cereales, puede comenzar a ofrecerse carne para lograr una alimentación complementaria de alto valor biológico, fibra, vitaminas y minerales, principalmente hierro. Pueden utilizarse todas las carnes rojas y blancas, aunque generalmente se empieza con el pollo por ser suave y de más fácil digestión. Los pescados blancos pueden introducirse al noveno mes, ya que aportan una alta cantidad de ácido docosahexaenoico, lo cual es importante para la formación y las funciones del sistema nervioso, sobre todo del cerebro; además tiene propiedades neuroprotectoras.

Aunque la leche de vaca debe introducirse después de los 12 meses de edad, el yogurt puede ofrecerse al octavo mes, debido a que las proteínas que contiene están parcialmente hidrolizadas, contiene poca lactosa y una buena cantidad de ácido láctico para favorecer la formación de la microbiota. Por otro lado, los quesos deben esperar hasta el primer año de edad, pues aunque aportan calcio y proteínas de alto valor biológico, también contienen ácidos grasos saturados con efecto hipercolesterolemiante, especialmente los amarillos. Es recomendable introducir las leguminosas después del mes 11, aunque los chícharos pueden incorporarse a partir del noveno, y la soya, por su potencial alergénico, al final.

Por último, se recomienda incorporar el huevo entero fresco, aunque la yema puede ofrecerse a partir del noveno mes (Iannotti *et al.*, 2017). Debe ofrecerse cocido, ya que en su forma cruda la albúmina es poco digerible, además de su potencial de toxicidad por *Salmonella*.

Se recomienda ofrecer agua simple y evitar la ingesta de tés, infusiones, bebidas azucaradas y bebidas carbonatadas, ya que estos líquidos tienen un pobre aporte nutricional y contienen altas cantidades de azúcares añadidos.

Una vez cumplido el primer año de vida, el niño está listo para incorporarse a la dieta familiar, lo que significa que ya puede tomar leche de vaca. Sin embargo, la OMS recomienda prolongar la lactancia materna hasta los 2 años de edad, por lo que el niño podría beber este alimento mediante la extracción de leche por parte de la madre. Asimismo, la fórmula de seguimiento puede continuar formando parte de la dieta del niño hasta los 3 años de edad.

El cuadro 35 describe un esquema de ablactación que cumple con las recomendaciones descritas. Las especificaciones corresponden a la introducción de nuevos alimentos, por lo que debe entenderse que hay que añadir el nuevo alimento a los ya introducidos. Los alimentos se agrupan de acuerdo con el Sistema Mexicano de Equivalentes (Pérez-Lizaur *et al.*, 2014).

Cuadro 35.
Esquema de ablactación

Edad en meses	Grupo	Alimento	Consistencia
4	Lácteos	Leche humana o fórmula de inicio	Líquido ligero
	Frutas	Manzana, pera, plátano	
	Verduras	Zanahoria, chayote, calabaza	Purés, papillas muy diluidas
5	Cereales y tubérculos	Trigo,★ arroz	
6	Lácteos	Leche humana o fórmula de seguimiento	Molida o puré
	Cereales y tubérculos	Arroz, trigo★	
	Proteínas	Res, pollo, pavo	
	Grasas y aceites	Aceite de oliva, aguacate	
7	Cereales y tubérculos	Avena	Machacado
8	Lácteos	Yogurt	
9	Cereales y tubérculos	Papa, camote	Semisólido
	Frutas	Guayaba, melón, papaya	
	Verduras	Espinaca, acelga, brócoli, betabel, coles	
	Proteínas	Pescados blancos, yema de huevo	
	Leguminosas	Chícharo	
11	Leguminosas	Frijol, haba, lenteja, ejote	
12	Lácteos	Leche de vaca	Trozos pequeños o presentación natural
	Proteínas	Clara de huevo, quesos, salmón, atún	
	Grasas y aceites	Mantequilla	
	Leguminosas	Soya	
>12	Dieta familiar		

Fuente: Basado en Brown (2014, 242-243 pp.), Whitney y Rolfes (2011, 555-556 pp.) y DOF (2013). Nota: ★Evitar hasta los 12 meses si hay historia familiar de intolerancias.

Actualmente se fabrican papillas que combinan bases de verduras, leguminosas, leche y harina en polvo. Pueden presentarse listas para consumir o requerir adición de agua. Otros productos pueden homogeneizar frutas, verduras, carnes (incluyendo pescado), cereales, leguminosas y leche. Si bien es cierto que facilitan la alimentación en una forma segura (puesto que pasan por procesos de cocción y esterilización) deben emplearse moderadamente, de manera que no interfieran con las recomendaciones básicas de la ablactación.

Diseño del plan de ablactación

Con los conceptos aprendidos hasta ahora podemos trabajar en el plan de ablactación de un lactante. El procedimiento se divide en cinco pasos:
1. Calcular los requerimientos de energía y macronutrimentos.
2. Determinar la cantidad de tomas y de onzas por toma de acuerdo con la edad del niño.
3. Calcular el aporte energético y nutrimental de leche. Para fines prácticos conviene tomar en cuenta el contenido nutrimental de la leche humana, ya que las fórmulas se desarrollan lo más semejante posible a esta.
4. Determinar la cantidad de energía y nutrimentos que se deberán aportar con la alimentación complementaria.
5. Elaborar el menú de ablactación. Utilizar el Sistema Mexicano de Equivalentes.

Plan de ablactación
para el primer semestre de vida

En este ejemplo se elabora el plan de ablactación para un lactante de 4 meses de edad y 6.2 kg de peso.

Paso 1: Cálculo del requerimiento de energía y nutrimentos

a) Calcular el requerimiento diario de energía: $108 \text{ kcal} \times 6.2 \text{ kg} = 669.6$ kcal/día. Este valor corresponde al 100 por ciento del valor energético total (VET).

b) Calcular el requerimiento diario de proteínas: $2.2 \text{ g} \times 6.2 \text{ kg} = 13.64$ g/día. Si multiplicamos 13.64 g por 4 kcal da un resultado de 54.56 kcal, que corresponde a 8.1 por ciento del VET.

c) Calcular el requerimiento diario de lípidos para obtener 50 por ciento del VET: a) $669.6 \text{ kcal} \times 0.50 = 334.8 \text{ kcal}$, b) $334.8 \text{ kcal}/ 9 = 37.2$ g/día.

d) Para obtener el requerimiento de hidratos de carbono basta con restar a 100 por ciento del VET el valor que corresponde a lípidos y proteínas: $100 - 8.1 - 50 = 41.9$ por ciento. Este valor corresponde a 280.5 kcal, es decir, 70.14 g.

Este procedimiento se puede visualizar en el siguiente cuadro:

Cuadro 36.
Distribución de nutrimentos para un lactante
de 4 meses de edad y 6.2 kg

669.6 kcal	porcentaje	kcal	gramos
HCO	41.9	280.56	70.14
LIP	50.0	334.80	37.20
PROT	8.1	54.56	13.64

Paso 2: Determinar la cantidad de tomas y de onzas por toma de acuerdo con la edad del niño

El cuadro 29 del tema "Fórmulas infantiles" muestra el volumen y el número de tomas que se espera que el niño haga conforme crece y se desarrolla. Con esta información podemos calcular el número de tomas de leche que requiere nuestro lactante de 4 meses de edad: seis tomas de 5 onzas al día, es decir 900 mL/día (6 tomas de 150 mL cada una).

Paso 3: Calcular el aporte energético y nutrimental de leche humana (o fórmula)

El cuadro 24 define la composición de macronutrimentos de la leche humana (a la que se asemejan las fórmulas infantiles). Con esta información, y la que conocemos sobre la cantidad de leche que debe tomar el lactante podemos determinar el aporte nutrimental de este alimento:

Energía. En 100 mL de leche hay 70 kcal, en 900 mL
hay 630 kcal (70 kcal × 9 = 630)

Hidratos de carbono. En 100 mL de leche hay 7 g, en 900 mL
hay 63 g (7 gl × 9 = 63)

Lípidos. En 100 mL de leche hay 4.18 g, en 900 mL
hay 37.6 g (4.18l × 9 = 37.6)

Proteínas. En 100 mL de leche hay 1.1 g, en 900 mL
hay 9.9 (1.1 g × 9 = 9.9)

Esta información puede visualizarse en el siguiente cuadro:

Cuadro 37.
Distribución de nutrimentos que aporta la leche humana
para un lactante de 4 meses de edad y 6.2 kg

630 kcal	5 oz/toma, 6 tomas/día		
	porcentaje	*kcal*	*gramos*
HCO	40.0	252.0	63.0
LIP	53.7	338.4	37.6
PROT	6.3	39.6	9.9

Paso 4: Determinar la cantidad de energía y nutrimentos que deberán aportar los alimentos

Hemos determinado ya los requerimientos diarios de energía y nutrimentos del lactante, así como el aporte que brindará la leche. El siguiente paso es determinar la cantidad de nutrimentos que complementarán los requerimientos diarios. Para ello simplemente debemos restar el aporte de la leche al requerimiento total, lo que se muestra en el siguiente cuadro:

Cuadro 38.
Cálculo de energía y nutrimentos para un lactante
de 4 meses de edad y 6.2 kg

Nutrimento	Requerimiento	Aporte en 6 tomas de 5 onzas cada una	Aporte por ablactación
	gramos	*gramos*	*gramos*
Hidratos de carbono	70.14	63.0	7.14
Lípidos	37.2	37.6	0
Proteínas	13.64	9.9	3.74

Es decir, a través de los alimentos el lactante deberá consumir 7.14 g de hidratos de carbono y 3.74 g de proteínas, lo que resulta en 43.52 kcal/día. El aporte de lípidos queda cubierto por la leche.

Paso 5: Elaborar el menú de ablactación utilizando el Sistema Mexicano de Equivalentes

De acuerdo con el esquema de ablactación del cuadro 35 (página 193), los alimentos que puede empezar a consumir el lactante de cuatro meses son frutas y verduras, por lo que limitaremos el cuadro a estos dos grupos de alimentos. Cabe aclarar que los equivalentes tendrán que calcularse en números muy pequeños, dada la cantidad de alimento que un lactante consume de acuerdo con su edad.

Cuadro 39.
Distribución de equivalentes para un lactante
de 4 meses de edad y 6.2 kg

Grupos	Tipos	Equiv	Aporte nutrimental promedio			
			kcal	Prot (g)	Líp (g)	HCO (g)
Verduras		1.7	42.5	3.4	0	6.8
Frutas		0.01	0.6	0	0	0.15
Total			43.1	3.4	0	6.95
Porcentaje de adecuación			108.8	90.4	100	97.3

Finalmente podemos detallar el menú de ablactación para un día, tomando en cuenta las recomendaciones de la ablactación: un alimento a la vez, orden de las tomas, consistencia del alimento, no más de 8 onzas por toma, etc. Un ejemplo de menú quedaría así:

6:00 h. Una toma de 5 onzas de leche.
8:00 h. 0.56 g de zanahoria cocida en puré y una toma de 5 onzas de leche.
11:00 h. 0.4 g de pera en puré y 5 onzas de leche.
14:00 h. 44.8 g de chayote cocido en puré y una toma de 5 onzas de leche.
17:00 h. 0.4 g de plátano en puré y una toma de 5 onzas de leche.
20:00 h. 0.56 g de calabaza de castilla cocida en puré y una toma de 5 onzas de leche.

En este menú las cantidades se refieren en gramos, pero en la práctica se debe medir en una cucharadita de aproximadamente 3 mL de capacidad.

Plan de ablactación para el segundo semestre de vida

En este caso elaboramos el plan de ablactación para un lactante de 8 meses y 8.5 kg de peso.

Paso 1: Cálculo del requerimiento de energía y nutrimentos

a) Calcular el requerimiento diario de energía: 98 kcal × 8.5 kg = 833 kcal/día. Este valor corresponde al 100 por ciento del valor energético total (VET).

b) Calcular el requerimiento diario de proteínas: 1.6 g × 8.5 kg = 13.6 g/día. Si multiplicamos 13.6 g por 4 kcal da un resultado de 54.4 kcal, que corresponde a 6.5% del VET.

c) Calcular el requerimiento diario de lípidos para obtener 40 por ciento del VET: 1) 833 kcal × 0.40 = 333.2 kcal, 2) 333.2 kcal/ 9 = 37 g/día.

d) Para obtener el requerimiento de hidratos de carbono basta con restar al 100 por ciento del VET el valor que corresponde a lípidos y proteínas: 100 − 6.5 − 40 = 53.5 por ciento. Este valor corresponde a 445.65 kcal, es decir, 111.4 g.

Lo anterior se visualiza en el siguiente cuadro:

Cuadro 40.
Requerimientos de energía y nutrimentos
para un lactante de 8 meses de edad y 8.5 kg

833 kcal	porcentaje	kcal	gramos
HCO	53.5	445.6	111.4
LIP	40	333.2	37
PROT	6.5	54.4	13.6

Paso 2: Determinar la cantidad de tomas y de onzas por toma de acuerdo con la edad del niño

El número de tomas de leche que requiere un lactante de 8 meses de edad es cuatro tomas de 4 onzas al día, es decir, 480 mL/día (4 tomas de 120 mL cada una).

Paso 3: Calcular el aporte energético y nutrimental de la leche

Energía. En 100 mL de leche hay 70 kcal, en 480 mL hay 336 kcal (70 kcal × 4.8 = 336)

Hidratos de carbono. En 100 mL de leche hay 7 g, en 480 mL hay 33.6 g (7 g × 4.8 = 33.6)

Lípidos. En 100 mL de leche hay 4.18 g, en 480 mL hay 20.06 g (4.18 × 4.8 = 20.06)

Proteínas. En 100 mL de leche hay 1.1 g, en 480 mL hay 5.28 g (1.1 g × 4.8 = 5.28)

Con tal información podemos obtener el siguiente cuadro:

Cuadro 41.
Aporte nutrimental por la leche para un lactante
de 8 meses de edad y 8.5 kg

336 kcal	4 oz/toma, 4 tomas/día		
	porcentaje	kcal	gramos
Hidtratos de carbono	40	134.4	33.6
Lípidos	53.7	180.54	20.06
Proteínas	6.3	21.12	5.28

Paso 4: Determinar la cantidad de energía y nutrimentos que deberán aportar los alimentos

A través de los alimentos el lactante deberá consumir 77.8 g de hidratos de carbono, 16.94 gramos de lípidos y 8.32 gramos de proteínas. Lo anterior da como resultado un total de 496.94 kcal/día, tal como se muestra en el cuadro 42.

Cuadro 42.
Energía y nutrimentos que deben aportar
los alimentos diferentes de la leche para un lactante
de 8 meses de edad y 8.5 kg

Nutrimento	Requerimiento	Aporte en 4 tomas e 4 onzas cada una	Aporte por ablactación
	gramos	gramos	gramos
HCO	111.4	33.60	77.80
LIP	37.0	20.06	16.94
PROT	13.6	5.28	8.32

Paso 5: Elaborar el menú de ablactación utilizando el Sistema Mexicano de Equivalentes

De acuerdo con el esquema de ablactación, un lactante de 8 meses ya consume frutas, verduras, cereales, carnes, grasas y yogurt, por lo que trabajaremos con estos grupos de alimentos. Es conveniente calcular un producto de origen animal de moderado o alto aporte de grasa pues, como hemos revisado, este es un nutrimento que también se debe cubrir (cuadro 43).

Cuadro 43.
Distribución de equivalentes para un lactante
de 8 meses de edad y 8.5 kg

Grupos	Tipos	Equiv	Aporte nutrimental promedio			
			Kcal	Prot (g)	Líp (g)	HCO (g)
Verduras		1.5	37.5	3	0	6
Frutas		3.1	186	0	0	46.5
Cereales	Sin grasa	1	70	2	0	15
Leche	Entera	0.22	33	1.98	1.76	2.64
Proteína AAG	AAG	0.22	22	1.54	1.76	0
Aceites	Sin prot.	2.5	112.5	0	12.5	0
Total			461	8.52	16	70.14
Porcentaje de adecuación			92.7	102.4	94.5	90

Finalmente, el menú de ablactación para un día:

8:00 h. 1 pieza de plátano machacado, una toma de 4 onzas de leche.

11:00 h. 1/2 taza de zanahoria cocida y en trozos muy pequeños, 1 taza (1 equivalente) + 1 cucharada (0.1 equivalente) de papaya muy picada.

14:00 h. Caldo de pollo con: 11 gramos de muslo de pollo desmenuzado y picado finamente, 3 cucharaditas de arroz cocido, 1/3 pieza de aguacate picado finamente.

17:00 h. 1/4 de taza de calabaza cocida y picada en trozos muy pequeños, 3 cucharaditas de arroz cocido con 1 cucharada de aceite de maíz, una toma de 4 onzas de leche.

20:00 h. Arroz cocido con 1/2 cucharada de aceite de maíz, 1/3 pieza de aguacate, una toma de 4 onzas de leche.

Cabe destacar que en este menú se excluyen los azúcares simples y la sal, se cubre un adecuado aporte de lípidos y se respeta el orden de las tomas de sólidos y líquidos.

La Norma Oficial Mexicana (NOM-131-SSA1-2012) establece las disposiciones y especificaciones sanitarias y nutrimentales que se deben tomar en cuenta antes de ofrecer al niño un alimento preparado.

GLOSARIO

A

ACETIL-COA. El acetil coenzima A interviene en el metabolismo y es una molécula que favorece la quema de grasas.

ACETONA. Compuesto que se produce por la descomposición de la grasa.

ÁCIDO CLORHÍDRICO. Sustancia de pH bajo que favorece la digestión en el estómago.

ÁCIDO GRASO. Unidad mínima de una molécula de grasa; los ácidos grasos están formados por cadenas de carbonos.

ÁCIDOS GRASOS DE CADENA CORTA. Ácidos grasos de menos de cuatro carbonos.

ÁCIDOS GRASOS DE CADENA LARGA. Ácidos grasos de 18 carbonos.

ÁCIDOS GRASOS DE CADENA MEDIA. Ácidos grasos de cinco a 17 carbonos.

ÁCIDOS GRASOS POLIINSATURADOS. Ácidos grasos con dobles ligaduras en sus cadenas.

ADRENALINA. Hormona que aumenta la presión arterial, el ritmo cardiaco y acelera el metabolismo en situaciones de estrés.

AGREGACIÓN PLAQUETARIA. Aglutinación de las plaquetas para provocar la coagulación de la sangre.

ALBÚMINA. Proteína de la sangre que se utiliza como indicador del estado de nutrición.

ALDOSTERONA. Hormona que ayuda a controlar el equilibrio de agua y sales en el riñón.

ALMIDÓN. Tipo de hidrato de carbono que se encuentra en los cereales.

ALVEOLARES, CÉLULAS. Unidad mínima del tejido pulmonar.

AMILASA. Enzima que deshace los hidratos de carbono en la saliva.

AMILASA PANCREÁTICA. Enzima que deshace los hidratos de carbono en el páncreas.

AMILOPECTINA. Hidrato de carbono que compone el almidón en 75 por ciento.

AMINOÁCIDO. Unidad mínima que forma las proteínas.

ANAFILAXIA. Reacción alérgica que se caracteriza por dificultad extrema para respirar.

ANTÍGENO. Sustancia que provoca una respuesta inmunitaria en el organismo.

ANTRO PILÓRICO. Parte final del estómago que conecta con el intestino.

ARAQUIDÓNICO, ÁCIDO. Ácido graso que forma parte de los omega 6.

ASCÓRBICO, ÁCIDO. Vitamina C.

B

BACTERIAS PROBIÓTICAS. Microorganismos que habitan en el intestino y que tienen efectos benéficos en la salud humana.

BACTERIOLÍTICAS. Enzimas que desintegran bacterias.

BACTEROIDES. Bacterias que no requieren oxígeno para sobrevivir.

BARRERA HEMATOENCEFÁLICA. Líquido que impide el contacto de los componentes de la sangre con las células del cerebro.

BETACAROTENO. Forma inactiva de la vitamina A.

BIFIDOBACTERIAS. Grupo de bacterias que habitan en el intestino y que son benéficas para la salud.

BIFIDOGÉNICO. Prebiótico. Alimento para las bacterias buenas que habitan en el intestino.

BILIAR, ÁCIDO. Componente de la bilis para favorecer la digestión de las grasas.

BIODISPONIBILIDAD. Capacidad de un nutrimento para ser absorbido por el intestino y ser utilizado por el metabolismo.

C

CALOSTRO. Líquido de color amarillo que secretan las glándulas mamarias los primeros días a partir del nacimiento.

CARBOXIPEPTIDASA. Enzima que corta ciertas proteínas para favorecer su digestión.

CASEÍNA. Tipo de proteína de la leche.

CATABOLISMO. Fase del metabolismo en la que se destruyen tejidos para su utilización.

CETOGÉNESIS. Formación de cuerpos cetónicos.

CETONA. Tipo de cuerpo cetónico que vuelve ácida la sangre.

CETOSIS. Enfermedad metabólica en la que aumenta la cantidad de cetonas en la sangre y la vuelven ácida.

CIANOCOBALAMINA. Vitamina B_{12}.

CIERRE INTERCELULAR. Capacidad de trasmisión de sustancias entre células diferentes.

CIRCUNFERENCIA BRAQUIAL. Cantidad de centímetros de circunferencia en el punto medio entre el hombro y el codo.

CLOSTRIDIOS. Tipo de bacterias que habitan en el intestino y que perjudican la salud humana.

COLÁGENO. Proteína que proporciona firmeza a diversos tejidos como la piel y los huesos.

COLESTASIS INTRAHEPÁTICA. Disminución o ausencia del flujo de bilis desde del hígado hasta la vesícula, donde debería almacenarse.

CONDUCTOS GALACTÓFOROS. Conductos que transportan la leche desde los lóbulos hasta el pezón.

CONJUGACIÓN BILIAR. Unión de los aminoácidos glicina y taurina a los ácidos que conforman la bilis.

CORTISOL. Hormona que se libera en condiciones de estrés.

CREATINA. Proteína presente en músculos y células nerviosas.

D

DALTONS. Unidad de medida para moléculas pequeñas, como las proteínas.

DEMANDA PONDERAL. Necesidad simultánea de todos los elementos.

DESOXICORTICOSTERONA. Hormona que se libera en condiciones de estrés, igual que el cortisol.

DEXTRINOMALTOSA. Tipo de hidrato de carbono que se produce al hidrolizarse el almidón.

DIABETOGÉNICA. Que favorece el desarrollo de diabetes.

DÍMERO. Molécula formada por dos más pequeñas, similares entre sí.

DIPÉPTIDOS. Molécula formada por dos aminoácidos.

DISFUNCIÓN ENDOTELIAL. Desequilibrio en la actividad de las sustancias que actúan sobre la superficie de las arterias.

DISLIPIDEMIA. Alteración en los niveles de colesterol o de triglicéridos.

DOCOSAHEXAENOICO, ÁCIDO. Ácido graso que forma parte de la cadena de los omega 3.

DIGLICÉRIDOS. Molécula formada por dos ácidos grasos.

DUODENO. Primera de tres partes del intestino delgado.

E

E. COLI. Tipo de bacterias que habitan en el intestino y que perjudican la salud humana.

EDEMA. Presencia anormal de líquido en algún tejido del cuerpo; se percibe como hinchazón blanda.

EICOSANOIDES. Moléculas derivadas de los omega 3 y 6 encargadas de emitir sensación de dolor.

EICOSAPENTAENOICO, ÁCIDO. Ácido graso derivado de la cadena de los omega 3.

EJE RENINA-ANGIOTENSINA-ALDOSTERONA. Secuencia de reacciones que regulan la presión arterial en el riñón.

ELASTASA. Enzima que degrada las fibras elásticas.

ENFERMEDAD CELÍACA. Enfermedad autoinmune que consiste en la incapacidad de digerir el gluten.

ENTEROBACTERIA. Grupo de bacterias que habitan en el intestino y que son perjudiciales para la salud.

ENTEROCINASA. Enzima que activa otra enzima que se libera desde el páncreas hasta el duodeno durante la digestión.

ENTEROCITO. Célula del intestino.

ENTEROCOLITIS NECROTIZANTE. Inflamación y muerte del tejido del colon en los recién nacidos.

ENTEROTOXINAS. Producto de desecho con potencial de toxicidad de ciertas células o bacterias.

EQUILIBRIO ELECTROLÍTICO. Proporción correcta de sodio, potasio, cloro y magnesio para mantener la hidratación en niveles adecuados.

ESFINGOLÍPIDO CEREBRAL. Tipo de grasas que dan estructura e intercambio de información a las células del cerebro.

ESTADO ANABÓLICO. Fase del metabolismo en la que se construyen tejidos para su almacenamiento.

ESTEÁRICO, ÁCIDO. Ácido graso saturado de origen vegetal.

ÉSTERES. Sustancias disolventes de otras sustancias del organismo.

ESTREPTOCOCOS. Grupo de bacterias que provocan daños a la salud.

ESTRÉS OXIDATIVO. Desequilibrio entre la producción de especies que reaccionan al oxígeno y la capacidad del cuerpo para eliminar los productos que se generan.

ETANOLAMINA. Tipo de proteína necesaria para el crecimiento.

F

FACTOR BÍFIDO. Tipo de carbohidrato unido a un nitrógeno, necesario para el mantenimiento de la microbiota intestinal.

FACTORES DE CRECIMIENTO. Grupo de proteínas de la sangre que reparan tejidos lesionados.

FENILALANINA. Uno de los 10 aminoácidos esenciales.

FENOL. También llamado hidróxido de benceno, se utiliza como fungicida, desinfectante y antiséptico.

FERRITINA. Proteína que almacena hierro dentro de las células en espera ser utilizado.

FITATOS. Sustancias de origen vegetal que inhiben, entre otros nutrimentos, la absorción de colesterol.

FÓLICO, ÁCIDO. Vitamina B_9. Es necesaria para el cierre del tubo neural entre el día 17 y 30 de la gestación.

FOSFATASA ALCALINA. Enzima responsable de activar diversas moléculas eliminando un fósforo en su estructura.

FOSFOETANOLAMINA. Tipo de proteína que se utiliza para fabricar esfingolípidos cuya función es proteger la membrana de las células.

FOSFOLÍPIDO. Tipo de grasas que protegen las membranas de las células.

FRUCTOSA. Tipo de hidrato de carbono simple. Se conoce como monosacárido, igual que la glucosa y la galactosa. Su sabor es muy dulce.

G

GALACTOSA. Tipo de hidrato de carbono simple. Se conoce como monosacárido, igual que la glucosa y la fructosa. Su sabor es poco dulce.

GALACTOSAMINA. Molécula de galactosa unida a un nitrógeno que sirve de estructura para ciertas hormonas.

GALACTOSEMIA. Incapacidad para digerir y utilizar la galactosa.

GANANCIA PONDERAL. Ganancia en conjunto de todos los componentes.

GANGLIÓSIDO. Molécula que contiene hidratos de carbono y grasas, y que da soporte a las membranas de diversas células.

GLÁNDULA PITUITARIA. Órgano del tamaño de un frijol, situado en el cerebro, que produce hormonas y otras sustancias que transmiten información.

GLICEROL. Molécula a la que se unen tres ácidos grasos para formar un triglicérido.

GLICINA. Aminoácido no esencial.

GLOBULINA FIJADORA DE TIROXINA. Tipo de proteína que se une a las hormonas tiroideas para su correcto funcionamiento.

GLUCAGÓN. Hormona que se encarga de liberar glucosa almacenada cuando esta falta en la sangre.

GLUCONEOGÉNESIS. Formación de almidón para el almacenamiento de glucosa.

GLUCOPÉPTIDOS. Aminoácidos o proteínas que tienen una molécula de glucosa unida en su estructura.

GLUCOSA. Tipo de hidrato de carbono simple. Se conoce como monosacárido, igual que la galactosa y la fructosa. Su sabor tiene el grado de dulzor con el que se compara cualquier otra molécula dulce.

GLUCOSAMINA. Sustancia involucrada en la formación de cartílago, ligamentos, tendones y líquido que rodea las articulaciones.

GLUTATIÓN. Tipo de proteína que protege las células de la oxidación.

GOMA DE ALGARROBO. Tipo de hidrato de carbono no digerible que sirve como espesante.

GONADOTROPAS, CÉLULAS. Células que secretan gonadotropinas necesarias para la función de los testículos y los ovarios.

GONADOTROPINA CORIÓNICA. Hormona secretada durante el embarazo, mayormente durante los primeros meses. Es la hormona que confirma el embarazo.

GRUPOS LATERALES GLUCOSÍDICOS. Moléculas de glucosa unidas a las partes externas de ciertos aminoácidos.

H

HEMATOCRITO. Proporción de glóbulos rojos en relación con el volumen total de sangre.

HEMODILUCIÓN. Efecto que se observa al mantenerse la misma cantidad de elementos en un volumen de sangre mayor debido al embarazo.

HEMOGLOBINA. Proteína que transporta oxígeno a través de la circulación. Requiere estar unida al hierro para su función.

HIDRÓLISIS DIGESTIVA. Rompimiento de las moléculas que forman los nutrimientos que se ingieren a través de los alimentos.

HIDRÓLISIS PROTEICA. Rompimiento de las proteínas hasta quedar en su mínima unidad, que son los aminoácidos.

HIDROXIBUTIRATO. Molécula que se forma durante la cetosis y que vuelve ácida a la sangre.

HIERRO HEMÍNICO. Hierro que se encuentra unido a la hemoglobina.

HIPERBILIRRUBINEMIA NEONATAL. Elevación normal de bilirrubina que ocurre en los recién nacidos, se resuelve al paso de los días.

HIPERCALCIURIA. Elevación de los niveles de calcio en sangre.

HIPERCOLESTEROLEMIA. Elevación de los niveles de colesterol en sangre.

HIPERCOLESTEROLEMIANTE. Elemento que provoca elevación de los niveles de colesterol en sangre.

HIPERPLASIA. Proceso de replicación de las células para la formación de nuevos tejidos. Sucede durante el proceso de crecimiento.

HIPERPLASIA DE CÉLULAS BETA. Proceso de replicación de las células que producirán insulina a partir del nacimiento. Sucede durante la gestación.

HIPERTROFIA. Proceso de crecimiento de las células. Se observa mayormente en aquellas que almacenan grasa en exceso.

HIPÓFISIS. Glándula que controla funciones como la sexual, desde la base del cerebro.

HORMONA ADRENOCORTICOTROPA. Hormona que estimula la liberación del cortisol.

HORMONA ESTIMULANTE DE TIROIDES. Hormona que provoca que la tiroides libere sus hormonas a la sangre.

HORMONA FOLÍCULO ESTIMULANTE. Hormona que provoca el crecimiento de los folículos y los óvulos en las mujeres.

HORMONA LEUTINIZANTE. Hormona que provoca que los folículos liberen los óvulos y produzcan otras hormonas que prepararán al útero para recibir el óvulo fertilizado.

I

ÍLEON. Tercera de tres partes del intestino delgado.

INMUNOGLOBULINAS. Proteínas que ayudan al cuerpo a combatir infecciones.

INMUNOMODULADORA. Función que ayuda al cuerpo a combatir infecciones.

INOSITOL. Compuesto similar a una vitamina que se encuentra en la estructura de algunas membranas celulares.

ISOOSMÓTICA, LECHE. Se refiere a que la leche humana contiene la misma cantidad de solutos, por lo tanto densidad, que la sangre de la madre.

ISOTÓNICA. Sustancia líquida que se compara con otra que contiene la misma cantidad de solutos, por lo tanto densidad.

L

LACTOALBÚMINA. Proteína de la leche que se encarga de unir la glucosa con la galactosa para formar la lactosa.

LACTOFERRINA. Proteína que se encuentra unida a metales como el hierro en la leche. Actúa como prebiótico y como antioxidante.

LACTOGÉNESIS. Formación de leche.

LACTÓGENO PLACENTARIO. Hormona que produce leche durante las últimas semanas de la gestación.

LACTOPEROXIDASA. Proteína capaz de inactivar algunos virus y bacterias.

LACTOSA. Principal azúcar de la leche. Está formada por una molécula de glucosa y una de galactosa.

LÁURICO, ÁCIDO. Ácido graso saturado capaz de elevar el colesterol en sangre.

LEUCOTRIENOS. Derivados de los ácidos grasos omega 6 que participan en procesos de inflamación crónica.

LIGANDOS. Sustancia necesaria para unir dos o más moléculas.

LINOLEICO, ÁCIDO. Primer elemento de la cadena de omega 6.

LINOLÉNICO, ÁCIDO. Primer elemento de la cadena de omega 3.

LIPASA LINGUAL. Enzima que degrada las moléculas de grasa en la boca.

LÍPIDOS. Moléculas insolubles en agua que el cuerpo utiliza para almacenar y obtener energía.

LIPÓLISIS. Degradación de grasas.

LIPOPROTEÍNAS LDL. Proteínas que transportan colesterol desde el hígado hasta el resto del cuerpo.

LITIASIS RENAL. Formación de cálculos en el riñón.

M

MACROSOMÍA. Peso perinatal mayor de 4 kg.

MALOCLUSIÓN. Alineación incorrecta de la dentadura que provoca una mordida inadecuada.

MASA ERITROCITARIA. Conjunto de glóbulos rojos.

MASA LEUCOCITARIA. Conjunto de glóbulos blancos.

MEMBRANA FOSFOLIPOPROTEICA. Capa que envuelve a las células en su superficie exterior; está formada por grasas que tienen fósforo en su estructura.

MENINGITIS. Inflamación de las membranas que protegen el cerebro y la médula espinal, debida a una infección viral o bacteriana.

METIONINA. Uno de los 10 aminoácidos esenciales.

MICROBIOTA. Conjunto de bacterias que habitan en el intestino.

MICRONUTRIMENTOS. Vitaminas y minerales.

MIOEPITELIALES, CÉLULAS. Células que forman el complejo areola-pezón y que provocan la salida de la leche.

MIRÍSTICO, ÁCIDO. Ácido graso saturado.

MONOGLICÉRIDO. Glicerol que tiene unido solo un ácido graso.

MONOINSATURADAS, GRASAS. Ácidos grasos que tienen un doble enlace en su estructura.

MOTILINA. Hormona que estimula el movimiento en el estómago y en el intestino.

MOTILIDAD COLÓNICA. Movimiento del intestino que favorece la evacuación.

MUCOSA INTESTINAL. Cubierta de moco que cubre la superficie interna del intestino.

N

NEFROPATÍA. Enfermedad del riñón.

NEUROHIPÓFISIS. Glándula que almacena las sustancias producidas por el hipotálamo.

NEUROTENSINA. Hormona que inhibe la actividad digestiva en el estómago y estimula los movimientos en el intestino.

NIACINA. Vitamina B_3, necesaria para la función nerviosa.

NIVEL PLASMÁTICO. Cantidad de un elemento específico en la sangre.

NORADRENALINA. Hormona que aumenta la presión arterial, el ritmo cardiaco y acelera el metabolismo en situaciones de estrés.

NUCLEÓTIDO. Unidades mínimas del ADN y ARN.

O

OLIGOSACARIDASA. Enzima que degrada cadenas cortas de hidratos de carbono.

OLIGOSACÁRIDOS. Cadenas cortas de hidratos de carbono.

OSMOLARIDAD. Concentración de partículas sólidas dentro de una solución.

OTITIS MEDIA. Dolor en el oído causado por una infección.

OXIDACIÓN. Fenómeno que provoca que se pierdan electrones en un compuesto, dejando esos espacios libres para que se unan moléculas dañinas.

OXITOCINA. Hormona que provoca la liberación de la leche.

P

PALMÍTICO, ÁCIDO. Ácido graso de origen vegetal y saturado.

PEPSINA. Enzima que degrada proteínas en el estómago.

PEPSINÓGENO. Pepsina inactiva.

PÉPTIDO. Molécula formada por dos o más aminoácidos.

PERCENTIL. Uno de 10 rangos en los que se divide un conjunto de valores.

PERISTALSIS. Contracción natural del estómago y de los intestinos durante los procesos de digestión.

PIROSIS. Sensación de ardor en el estómago o el esófago.

PLASMA. Componente de la sangre que contiene todos los elementos.

PLIEGUE TRICIPITAL. Punto de medición de grasa en la parte de atrás del punto medio entre el hombro y el codo.

POLIAMINA. Moléculas que favorecen la replicación de las células.

POLIINSATURADAS, GRASAS. Ácidos grasos con dos o más dobles enlaces en su estructura.

POLÍMERO DE GLUCOSA. Moléculas formadas por cadenas cortas de glucosa.

PORFIRINA. Proteínas que ayudan a la formación de hemoglobina.

PREBIÓTICOS. Alimentos de las bacterias buenas del intestino.

PREECLAMPSIA. Elevación de la presión arterial durante el embarazo; se acompaña de proteínas en orina y edema.

PREGOREXIA. Trastorno de la conducta alimentaria que consiste en que las mujeres embarazadas se obsesionan por no aumentar de peso.

PROBIÓTICOS. Bacterias que habitan en el intestino y que son benéficas para la salud; los más conocidos son los lactobacilos y las bifidobacterias.

PROFILAXIS. Conjunto de actividades preventivas que se implementan para prevenir enfermedades.

PROSTAGLANDINAS. Moléculas derivadas de los ácidos grasos omega 6; provocan sensación de dolor y favorecen procesos de inflamación.

PROTEASA. Enzima que degrada las proteínas durante los procesos digestivos.

PROTEÍNA, GLUTATIÓN Y PEROXIDASA. Proteína que protege a las células de los procesos de oxidación.

PROTEINURIA. Presencia de proteínas en la orina.

PROTEÓLISIS. Degradación de la proteínas.

PROTROMBINA. Proteína involucrada en los procesos de coagulación de la sangre.

PSEUDOMONAS. Bacterias que pueden provocar enfermedades como neumonía y sinusitis.

PTIALINA. Enzima que degrada almidones en la saliva.

Q

QUENODESOXICÓLICO, ÁCIDO. Sustancia que forma parte de los ácidos biliares.

QUILOMICRONES. Moléculas que transportan triglicéridos ingeridos en la dieta desde el intestino hasta la sangre.

QUIMIOTRIPSINA. Enzima que degrada proteínas durante los procesos de digestión en el intestino.

R

REFLEJO GASTROCÓLICO. Efecto que se percibe como la necesidad de evacuar el intestino tras la digestión.

RETINOL. Molécula precursora de vitamina A.

ROTAVIRUS. Virus que provoca las gastroenteritis infecciosas en los niños.

S

SACAROSA. Azúcar de mesa. Se compone de una molécula de glucosa y una de fructosa.

SALES BILARES. Componentes de la bilis.

SELENIO. Mineral que ayuda a producir enzimas antioxidantes.

SEPSIS. Infección grave y generalizada en todo el organismo.

SIÁLICO, ÁCIDO. Tipo de azúcar ácida que se incorpora a proteínas o grasas para favorecer el intercambio de información entre las células.

SOLUTOS. Elementos sólidos en un medio líquido.

SOMATOTROPAS, CÉLULAS. Células encargadas de producir la hormona de crecimiento.

T

TASA DE FILTRACIÓN GLOMERULAR. Velocidad con la que el riñón filtra los líquidos de la sangre que se liberarán en forma de orina.

TAURINA. Aminoácido involucrado en la formación de bilis.

TIROXINA. Hormona fabricada por la tiroides y que contiene cuatro moléculas de yodo.

TISULAR, MADURACIÓN. Formación o reparación de los tejidos.

TIROSINA. Uno de los aminoácidos no esenciales.

TRANSFERRINA. Proteína que transporta hierro del intestino al hígado.

TRIGLICERIDEMIA. Alteración de los niveles de triglicéridos en sangre; usualmente se alteran hacia arriba.

TRIGLICÉRIDOS. Moléculas formadas por un glicerol y tres ácidos grasos.

TRIPSINA. Enzima que degrada proteínas en el intestino durante los procesos de digestión.

TRIPTÓFANO. Uno de los 10 aminoácidos esenciales.

TRIYODOTIRONINA. Hormona fabricada por la tiroides y que contiene tres moléculas de yodo.

TROMBOXANOS. Moléculas derivadas de los ácidos grasos omega 6 y que participan en los procesos de coagulación y agregación plaquetaria.

V

VASOPRESINA. Hormona que aumenta la tonicidad de los vasos sanguíneos y disminuye el volumen de la orina.

VÍA LINFÁTICA. Red de órganos y conductos que transportan un líquido contenido en la sangre, encargado de intercambiar nutrimentos entre la sangre y las células.

VOLEMIA. Volumen de sangre.

Bibliografía

Abrams, S.A., Griffin, I.J. y Dávila, P.M. (2002), "Calcium and Zinc Absorption from Lactose-Containing and Lactose-Free Infant Formulas", *Am J Clin Nutr.*, 76 (2): 442-446.

ACOG, American College of Obstetricians and Gynecologists, Committee on Obstetric Practice (2002), "Diagnosis and management of preeclampsia and eclampsia", *Int J Gynaecol Obstet.*, 77 (1): 67-75.

ACOG, American College of Obstetricians and Gynecologists y Society for Maternal-Fetal Medicine (2014), "Multifetal Gestations: Twin, Triplet, and Higher-Order Multifetal Pregnancies", *Obstet Gynecol*, 123 (5): 1118-1132, doi: 10.1097/01.AOG.0000446856.51061.3e.

ADA, American Diabetes Association (2018), "Standards of Medical Care in Diabetes", *The Journal of Clinical and Aplied Research and Education*, 41: S1.

Agnoli, C., Baroni, L., Bertini, I. *et al.* (2017), "Position Paper on Vegetarian Diets from the Working Group of the Italian Society of Human Nutrition", *Nutr Metab Cardiovasc Dis.*, 27 (12): 1037-1052, doi: 10.1016/j.numecd.2017.10.020.

Altun, I. y Yuskel, K.Z. (2017), "An Experimental Study on the Effects of Smoking in the Perinatal Period and During Lactation on the Intervertebral Disks of Newborns. *World Neurosurg*, 99: 1-5. doi: 10.1016/j.wneu.2016.11.042.

Alvisi, P., Brusa, S., Alboresi, S. *et al.* (2015), "Recommendations on Complementary Feeding for Healthy, Full-Term Infants", *Ital J Pediatr.*, 28:

41:36, doi: 10.1186/s13052-015-0143-5.

American Academy of Pediatrics Committee on Fetus and Newborn (2003), "Controversies Concerning Vitamin K and the Newborn", *Pediatrics*, 112 (1 Pt 1): 191-192.

Andreas, N.J., Kampmann, B. y Mehring Le-Doare, K. (2015), "Human Breast Milk: A Review on its Composition and Bioactivity", *Early Hum Dev.*, 91 (11): 629-635. doi: 10.1016/j.earlhumdev.2015.08.013.

Araújo, J.R., Keating, E. y Martel, F. (2014), "Exposure to Non-nutritive Sweeteners During Pregnancy and Lactation: Impact in Programming of Metabolic Diseases in the Progeny Later in Life", *Reprod Toxicol.*, 49: 196-201. doi: 10.1016/j.reprotox.2014.09.007.

Asgharpour, M., Villarreal, S., Schummers, L. *et al.* (2017), "Inter-pregnancy Interval and Pregnancy Outcomes Among Women with Delayed Child-bearing: Protocol for a Systematic Review", *Syst Rev.*, 8, 6 (1): 75, doi: 10.1186/s13643-017-0464-0.

Au, K.S., Findley, T.O., y Northrup, H. (2017), "Finding the Genetic Mechanisms of Folate Deficiency and Neural Tube Defects-Leaving No Stone Unturned", *Am J Med Genet A.*, 173 (11): 3042-3057, doi: 10.1002/ajmg.a.38478.

Bae, Y.J. y Kratzsch, J. (2018), "Vitamin D and Calcium in the Human Breast Milk", *Best Pract Res Clin Endocrinol Metab.*, 32 (1): 39-45, doi: 10.1016/j.beem.2018.01.007.

Ballard, O. y Morrow, A.L. (2013), "Human Milk Composition: Nutrients and Bioactive Factors", *Pediatr Clin North Am.*, 60 (1): 49-74, doi: 10.1016/j.pcl.2012.10.002.

Bane, S.M. (2015), "Postpartum Exercise and Lactation", *Clin Obstet Gynecol.*, 58 (4): 885-892, doi: 10.1097/GRF.0000000000000143.

Barreiro, R., Regal, P., López-Racamonde, O. *et al.* (2018), "Comparison of the Fatty Acid Profile of Spanish Infant Formulas and Galician Women Breast Milk", *J Physiol Biochem.*, 74 (1): 127-138, doi: 10.1007/s13105-017-0580-2.

Becker, G.E., Cooney, F., y Smith, H.A. (2011), "Methods of Milk Expression for Lactating Women", *Cochrane Database Syst Rev.* (12): CD006170, doi: 10.1002/14651858.CD006170.pub3.

Bellù, R. y Condò, M. (2017), "Breastfeeding Promotion: Evidence and Problems", *Pediatr Med Chir.*, 39 (2): 156, doi: 10.4081/pmc.2017.156.

Berens, P.D. (2015), "Breast Pain: Engorgement, Nipple Pain, and Mastitis", *Clin Obstet Gynecol.*, 58 (4): 902-914, doi: 10.1097/GRF.0000000000000153.

Birukov, A., Andersen, L.B., Herse, F. *et al.* (2019), "Aldosterone, Salt, and Potassium Intakes as Predictors of Pregnancy Outcome, Including Pree-clampsia", *Hypertension*, 74 (2): 391-398, doi: 10.1161/HYPERTEN-SIONAHA.119.12924.

Black, R.E., Victora, C.G., Walker, S.P. *et al.* (2013), "Maternal and Child Un-dernutrition and Overweight in Low-income and Middle-income Coun-tries, *Lancet*, 382 (9890): 427-451, doi: 10.1016/S0140-6736(13)60937-X.

Blohm, E., Goldberg, A., Salerno, A. *et al.* (2018), "Recognition and Mana-gement of Pediatric Salt Toxicity", *Pediatr Emerg Care.*, 34 (11): 820-824. doi: 10.1097/PEC.0000000000001340.

Boué, G., Cummins, E., Guillou, S. *et al.* (2018), "Public Health Risks and Benefits Associated with Breast Milk and Infant Formula Consumption", *Crit Rev Food Sci Nutr.*, 58 (1): 126-145, doi: 10.1080/10408398.2016. 1138101.

Bourges, H., Casanueva, E. y Rosado, J.L. (2008), *Recomendaciones de ingestión de nutrimentos para la población mexicana*, Ciudad de México: Instituto Da-none/Editorial Médica Panamericana.

Brahm, P. y Valdés, V. (2017), "The Benefits of Breastfeeding and Associated Risks of Replacement with Baby Formulas", *Rev Chil Pediatr.*, 88 (1): 7-14, doi: 10.4067/S0370-41062017000100001.

Breymann, C. (2015), "Iron Deficiency Anemia in Pregnancy", *Semin Hema-tol.*, 52 (4): 339-347, doi: 10.1053/j.seminhematol.2015.07.003.

Brown, J.E. (2014), *Nutrición en las diferentes etapas de la vida*, Ciudad de Mé-xico: McGraw-Hill.

Butte, N.F. y King, J.C. (2005), "Energy Requirements During Pregnancy and Lactation", *Public Health Nutr.*, 8 (7A): 1010-1027.

Cai, C., Granger, M., Eck, P. *et al.* (2017), "Effect of Daily Iron Supplemen-tation in Healthy Exclusively Breastfed Infants: A Systematic Review with Meta-Analysis", *Breastfeed Med.*, 12 (10): 597-603, doi: 10.1089/ bfm.2017.0003.

Calje, E. y Skinner, J. (2017), "The Challenge of Defining and Treating Anemia and Irondeficiency in Pregnancy: A Study of New Zealand Midwives' Management of Iron Status in Pregnancy and The Postpartum Period", *Birth.*, 44 (2): 181-190, doi: 10.1111/birt.12282.

Calvert, C. y Ronsmans, C. (2015), "Pregnancy and HIV Disease Progression: A Systematic Review and Meta-Analysis", *Trop Med Int Health.*, 20 (2): 122-145, doi: 10.1111/tmi.12412.

Campos, C.A.S., Malta, M.B., Neves, P.A.R. *et al.* (2019), "Gestational Weight Gain, Nutritional Status and Blood Pressure in Pregnant Women", *Rev Saude Publica*, 53: 57, doi: 10.11606/S1518-8787.2019053000880.

Carlin, R.F. y Moon, R.Y. (2017), "Risk Factors, Protective Factors, and Current Recommendations to Reduce Sudden Infant Death Syndrome: A Review", *JAMA Pediatr.*, 171 (2): 175-180, doi: 10.1001/jamapediatrics.2016.3345.

Casanueva, E., Kaufer-Horwitz, M., Pérez-Lizaur, A.B. *et al.* (2001), *Nutriología médica. Nutrición de la mujer adulta*, Ciudad de México: Editorial Médica Panamericana.

Catalano, P.M. y Shankar, K. (2017), "Obesity and Pregnancy: Mechanisms of Short Term and Long Term Adverse Consequences For Mother And Child", *BMJ.*, 356: j1, doi: 10.1136/bmj.j1.

Chávez-Villasana, A., Ledesma, J.A., Mendoza, E. *et al.* (2014), *Tablas de uso práctico de los alimentos*, Ciudad de México: McGraw-Hill.

Chetty, T., Newell, M.L., Thorne, C. *et al.* (2018), "Viraemia Before, During and After Pregnancy in HIV-Infected Women on Antiretroviral Therapy in Rural KwaZulu-Natal, South Africa, *Trop Med Int Health.*, 23 (1): 79-91, doi: 10.1111/tmi.13001.

Chinea Jiménez, B., Awad Parada, Y., Villarino Marín, A. *et al.* (2017), "Short, Medium and Long-Term Benefits of Human Milk Intake in Very-Low-Birth-Weight Infants", *Nutr Hosp.*, 34 (5): 1059-1066, doi: 10.20960/nh.1014.

Chowdhury, R., Sinha, B., Sankar, M.J. *et al.* (2015), "Breastfeeding and Maternal Health Outcomes: A Systematic Review and Meta-Analysis", *Acta Paediatr.*, 104 (467): 96-113, doi: 10.1111/apa.13102.

Chung, E.O., Mattah, B., Hickey, M.D. *et al.* (2019), "Characteristics of Pica

Behavior among Mothers around Lake Victoria, Kenya: A Cross-Sectional Study", *Int J Environ Res Public Health.*, 16 (14), pii: E2510, doi: 10.3390/ijerph16142510.

Cohen, R.L., Murray, J., Jack, S. *et al.* (2017), "Impact of Multisectoral Health Determinants on Child Mortality 1980-2010: An Analysis by Country Baseline Mortality. *PLoS One.*, 12 (12): e0188762, doi: 10.1371/journal.pone.0188762. eCollection.

Collins, C.T., Gibson, R.A., McPhee, A.J. *et al.* (2019), "The Role of Long Chain Polyunsaturated Fatty Acids in Perinatal Nutrition", *Semin Perinatol.*, pii: S0146-0005 (19) 30082-5, doi: 10.1053/j.semperi.2019.06.004.

Comerford, K.B., Ayoob, K.T., Murray, R.D. *et al.* (2016), "The Role of Avocados in Complementary and Transitional Feeding", *Nutrients.*, 8 (5), pii: E316, doi: 10.3390/nu8050316.

Costantine, M.M. (2014), "Physiologic and Pharmacokinetic Changes in Pregnancy", *Front Pharmacol.*, 5: 65, doi: 10.3389/fphar.2014.00065. eCollection.

Coustan, D.R. (2013), "Gestational Diabetes Mellitus", *Clin Chem.*, 59 (9): 1310-2321, doi: 10.1373/clinchem.2013.203331.

Crossland, N., Thomson, G., Morgan, H. *et al.* (2016), "Breast Pumps as an Incentive for Breastfeeding: A Mixed Methods Study of Acceptability", *Matern Child Nutr.*, 12 (4): 726-739, doi: 10.1111/mcn.12346.

Cunningham, E. (2017), "Methylmercury and Seafood: What Are the Latest Guidelines?", *J Acad Nutr Diet.*, 117 (5): 824, doi: 10.1016/j.jand.2017.03.005.

Da Silva Lopes, K., Ota, E., Shakya, P. *et al.* (2017), "Effects of Nutrition Interventions During Pregnancy on Low Birth Weight: An Overview of Systematic Reviews", *BMJ Glob Health.*, 2 (3): e000389, doi: 10.1136/bmjgh-2017-000389.

Da Silva Ribeiro, K.D., Lima, M.S., Medeiros, J.F. *et al.* (2016), "Association between Maternal Vitamin E Status and Alpha-Tocopherol Levels in the Newborn and Colostrum", *Matern Child Nutr.*, 12 (4): 801-807, doi: 10.1111/mcn.12232.

Dai, R.X., He, X.J. y Hu, C.L. (2018), "Maternal Pre-Pregnancy Obesity and the Risk of Macrosomia: A Meta-Analysis", *Arch Gynecol Obstet.*, 297 (1): 139-145, doi: 10.1007/s00404-017-4573-8. Epub 2017 Oct 28.

Danielewicz, H., Myszczyszyn, G., Debinska, A. *et al.* (2017), "Diet in Pregnancy-More Than Food", *Eur J Pediatr.*, 176 (12): 1573-1579, doi: 10.1007/s00431-017-3026-5.

Darlow, B.A., Graham, P.J. y Rojas-Reyes, M.X. (2016), "Vitamin A Supplementation to Prevent Mortality and Short- And Long-Term Morbidity in Very Low Birth Weight Infants", *Cochrane Database Syst Rev.* (8): CD000501, doi: 10.1002/14651858.CD000501.pub4.

Davisse-Paturet, C., Raherison, C., Adel-Patient, K. *et al.* (2019), "Use of Partially Hydrolysed Formula in Infancy and Incidence of Eczema, Respiratory Symptoms or Food Allergies in Toddlers from the ELFE Cohort", *Pediatr Allergy Immunol.*, doi: 10.1111/pai.13094.

De Vizia, B. y Mansi, A. (1992), "Calcium and Phosphorus Metabolism in Full-Term Infants", *Monatsschr Kinderheilkd.*, 140 (9 Suppl 1): S8-12.

Del Ciampo, L.A. y Del Ciampo, I.R.L. (2018), "Breastfeeding and the Benefits of Lactation for Women›s Health", *Rev Bras Ginecol Obstet.*, 40 (6): 354-359, doi: 10.1055/s-0038-1657766.

DiTomasso, D. y Paiva, A.L. (2018), "Neonatal Weight Matters: An Examination of Weight Changes in Full-Term Breastfeeding Newborns During the First 2 Weeks of Life", *J Hum Lact.*, 34 (1): 86-92, doi: 10.1177/0890334417722508.

DOF, *Diario Oficial de la Federación* (6 de enero de 1995), Norma Oficial Mexicana NOM-007-SSA2-1993, Atención de la mujer durante el embarazo, parto y puerperio y del recién nacido. Criterios y procedimientos para la prestación del servicio, Ciudad de México: DOF.

DOF, *Diario Oficial de la Federación* (19 de octubre de 2000), Norma Oficial Mexicana NOM-031-SSA2-1999, Para la atención a la salud del niño, Ciudad de México: DOF.

DOF, *Diario Oficial de la Federación* (31 de mayo de 2010c), Norma Oficial Mexicana NOM-030-ssa2-2009, para la prevención, detección, diagnóstico, tratamiento y control de la hipertensión arterial sistémica, Ciudad de México: DOF.

DOF, *Diario Oficial de la Federación* (7 de julio de 2010b), Norma Oficial Mexicana NOM-008-SSA3-2010, Para el tratamiento integral del sobrepeso y la obesidad, Ciudad de México: DOF.

DOF, *Diario Oficial de la Federación* (5 de agosto de 2010c), Norma Oficial Mexicana NOM-015-SSA2-2010, Para la prevención, tratamiento y control de la diabetes mellitus, Ciudad de México: DOF.

DOF, *Diario Oficial de la Federación* (25 de febrero de 2011), Norma Oficial Mexicana NOM-038-SSA2-2010, Para la prevención, tratamiento y control de las enfermedades por deficiencia de yodo, Ciudad de México: DOF.

DOF, *Diario Oficial de la Federación* (10 de septiembre de 2012), Norma Oficial Mexicana NOM-131-SSA1-2012, Productos y servicios. Fórmulas para lactantes, de continuación y para necesidades especiales de nutrición. Alimentos y bebidas no alcohólicas para lactantes y niños de corta edad. Disposiciones y especificaciones sanitarias y nutrimentales. Etiquetado y métodos de prueba, Ciudad de México: DOF.

DOF, *Diario Oficial de la Federación* (22 de enero de 2013), Norma Oficial Mexicana NOM-043-SSA2-2012, Servicios básicos de salud. Promoción y educación para la salud en materia alimentaria. Criterios para brindar orientación, Ciudad de México; DOF.

Dukes, K., Tripp, T., Willinger, M. *et al.* (2017), "Drinking and Smoking Patterns During Pregnancy: Development of Group-Based Trajectories in the Safe Passage Study", *Alcohol*, 62: 49-60, doi: 10.1016/j.alcohol.2017.03.001. Epub 2017 Jun 15.

El-Sayed, A.A.F. (2017), "Preeclampsia: A Review of the Pathogenesis and Possible Management Strategies Based on its Pathophysiological Derangements", *Taiwan J Obstet Gynecol.*, 56 (5): 593-598, doi: 10.1016/j.tjog.2017.08.004.

Endres, L.K., Straub, H., McKinney, C. *et al.* (2015), "Postpartum Weight Retention Risk Factors and Relationship to obesity at 1 Year", *Obstet Gynecol.*, 125 (1): 144-152, doi: 10.1097/AOG.0000000000000565.

Erick, M. (2018), "Breast Milk Is Conditionally Perfect", *Med Hypotheses.*, 111 :82-89, doi: 10.1016/j.mehy.2017.12.020.

Fenton, T.R., Anderson, D., Groh-Wargo, S. *et al.* (2018), "An Attempt to Standardize the Calculation of Growth Velocity of Preterm Infants-Evaluation of Practical Bedside Methods", *J Pediatr.*, 196: 77-83, doi: 10.1016/j.jpeds.2017.10.005.

Feriozzi, S. (2016), "Glomerular Lipidosis", *G Ital Nefrol.*, 33 (S68), pii: gin/33.S68.11.

Fewtrell, M., Bronsky, J., Campoy, C. *et al.* (2017), "Complementary Feeding: A Position Paper by the European Society for Paediatric Gastroenterology, Hepatology, and Nutrition (ESPGHAN) Committee on Nutrition", *J Pediatr Gastroenterol Nutr.*, 64 (1): 119-132, doi: 10.1097/MPG.0000000000001454.

Font-López, K.C. y Gutiérrez-Castañeda, M.R. (2017), "Diagnóstico de diabetes gestacional en población mexicana", *Ginecol. obstet. Méx.*, 85 (2): 116-124.

Frey, H.A. y Klebanoff, M.A. (2016), "The Epidemiology, Etiology, and Costs of Preterm Birth", *Semin Fetal Neonatal Med.*, 21 (2): 68-73, doi: 10.1016/j.siny.2015.12.011.

Gaskins, A.J., Rich-Edwards, J.W., Williams, P.L. *et al.* (2018), "Pre-Pregnancy Caffeine and Caffeinated Beverage Intake and Risk of Spontaneous Abortion", *Eur J Nutr.*, 57 (1): 107-117, doi: 10.1007/s00394-016-1301-2.

Gil, A. (2010), *Tratado de la Nutrición*, t. III: "Nutrición humana en el estado de salud", Ciudad de México: Editorial Médica Panamericana.

Giménez, E.C. y Martin, F. (2012), "Vitamin C in Infant Formula and Adult-Pediatric Nutritional Formula by Liquid Chromatography with UV Detection: Collaborative Study, Final Action 2012.22", *J AOAC Int.*, 100 (1): 139-144, doi: 10.5740/jaoacint.16-0232.

Goldenberg, R.L., Culhane, J.F., Iams, J.D. *et al.* (2008), "Epidemiology and Causes of Preterm Birth", *Lancet*, 371 (9606): 75-84, doi: 10.1016/S0140-6736(08)60074-4.

Greer, F.R. (1989), "Calcium, Phosphorus, and Magnesium: How Much Is to Much for Infant Formulas?", *J Nutr.*, 119 (12 Suppl): 1846-1851, doi: 10.1093/jn/119.12_Suppl.1846.

Griffin, I.J. y Abrams, S.A. (2001), "Iron and Breastfeeding", *Pediatr Clin North Am.*, 48 (2): 401-413.

Grzeskowiak, L.E., Wlodek, M.E. y Geddes, D.T. (2019), " What Evidence

Do We Have for Pharmaceutical Galactagogues in the Treatment of Lactation Insufficiency? A Narrative Review", *Nutrients.*, 11 (5), pii: E974, doi: 10.3390/nu11050974.

Guan, Z., Li, H.F., Guo, L.L. *et al.* (2015), "Effects of Vitamin C, Vitamin E, and Molecular Hydrogen on the Placental Function in Trophoblast Cells", *Arch Gynecol Obstet.*, 292 (2): 337-342, doi: 10.1007/s00404-015-3647-8.

Gupta, K.K., Gupta, V.K. y Shirasaka, T. (2016), "An Update on Fetal Alcohol Syndrome-Pathogenesis, Risks, and Treatment", *Alcohol Clin Exp Res.*, 40 (8): 1594-1602, doi: 10.1111/acer.13135.

Haastrup, M.B., Pottegård, A. y Damkier, P. (2014), "Alcohol and Breastfeeding", *Basic Clin Pharmacol Toxicol.*, 114 (2): 168-173, doi: 10.1111/bcpt.12149.

Han, J., Kang, L., Liang, D. *et al.* (2019), "Composition Requirements of Follow-Up Formula for 6-12-Month-Old Infants: Recommendations of a Chinese Expert Group", *Asia Pac J Clin Nutr.*, 28 (2): 347-355, doi: 10.6133/apjcn.201906_28(2).0017.

HAPO Study Cooperative Research Group (2002), "The Hyperglycemia and Adverse Pregnancy Outcome (HAPO) Study", *Int J Gynaecol Obstet.*, 78 (1): 69-77.

Harding, J.E., Wilson, J. y Brown, J. (2017), "Calcium and Phosphorus Supplementation of Human Milk for Preterm Infants", *Cochrane Database Syst Rev.*, 2: CD003310, doi: 10.1002/14651858.CD003310.pub2.

Harris, J.A. y Benedict, F.G. (1918), "A Biometric Study of Human Basal Metabolism", *Proc Natl Acad Sci U S A.*, 4 (12): 370-373.

Hay, W.W. Jr., Brown, L.D. y Denne, S.C. (2014), "Energy Requirements, Protein-Energy Metabolism and Balance, and Carbohydrates in Preterm Infants", *World Rev Nutr Diet.*, 110: 64-81, doi: 10.1159/000358459.

Heil, S.H. y Subramanian, M.G. (1998), "Alcohol and the Hormonal Control of Lactation", *Alcohol Health Res World.*, 22 (3): 178-184.

Hinkle, S.N., Hediger, M.L., Kim, S. *et al.* (2017), "Maternal Weight Gain and Associations with Longitudinal Fetalgrowth in Dichorionic Twin Pregnancies: A Prospective Cohort Study", *Am J Clin Nutr.*, 106 (6): 1449-1455, doi: 10.3945/ajcn.117.158873.

Holness, N. (2015), "A Global Perspective on Adolescent Pregnancy", *Int J Nurs Pract.*, 21 (5): 677-681, doi: 10.1111/ijn.12278.

Hong, J., Chang, J.Y., Shin, S. *et al.* (2017), "Breastfeeding and Red Meat Intake Are Associated with Iron Status in Healthy Korean Weaning-age Infants", *J Korean Med Sci.*, 32 (6): 974-984, doi: 10.3346/jkms.2017.32.6.974.

Hovdenak, N. y Haram, K. (2012), "Influence of Mineral and Vitamin Supplements on Pregnancy Outcome", *Eur J Obstet Gynecol Reprod Biol.*, 164 (2): 127-132, doi: 10.1016/j.ejogrb.2012.06.020.

Hughes, M.M., Black, R.E. y Katz, J. (2017), "2500-g Low Birth Weight Cutoff: History and Implications for Future Research and Policy", *Matern Child Health J.*, 21 (2): 283-289, doi: 10.1007/s10995-016-2131-9.

Iannotti, L.L., Lutter, C.K., Stewart, C.P. *et al.* (2017), "Eggs in Early Complementary Feeding and Child Growth: A Randomized Controlled Trial", *Pediatrics.* 140 (1), pii: e20163459, doi: 10.1542/peds.2016-3459.

Ito, S. (2016), "Mother and Child: Medication Use in Pregnancy and Lactation", *Clin Pharmacol Ther.*, 100 (1): 8-11, doi: 10.1002/cpt.383.

Jahanfar, S., Ng, C.J. y Teng, C.L. (2016), "Antibiotics for Mastitis in Breastfeeding Women", *Sao Paulo Med J.*, 134 (3): 273, doi: 10.1590/1516-3180.20161343T1.

Karcz, K., Królak-Olejnik, B. y Paluszynska, D. (2019), "Vegetarian Diet in Pregnancy and Lactation: Safety and Rules of Balancing Meal Plan in the Aspect of Optimal Fetal and Infant Development", *Pol Merkur Lekarski.*, 46 (271): 45-50.

Keikha, M., Bahreynian, M., Saleki, M. *et al.* (2017), "Macro- and Micronutrients of Human Milk Composition: Are They Related to Maternal Diet? A Comprehensive Systematic Review", *Breastfeed Med.*, 12 (9): 517-527, doi: 10.1089/bfm.2017.0048.

Kent, J.C., Mitoulas, L., Cox, D.B. *et al.* (1999), "Breast Volume and Milk Production During Extended Lactation in Women", *Exp Physiol.*, 84 (2): 435-447.

Kent, J.C., Prime, D.K. y Garbin, C.P. (2012), "Principles for Maintaining or Increasing Breast Milk Production", *J Obstet Gynecol Neonatal Nurs.*, 41 (1): 114-121, doi: 10.1111/j.1552-6909.2011.01313.x.

Khaing, W., Vallibhakara, S.A., Tantrakul, V. *et al.* (2017), "Calcium and Vitamin D Supplementation for Prevention of Preeclampsia: A Systematic Review and Network Meta-Analysis", *Nutrients.*, 9 (10), pii: E1141, doi: 10.3390/nu9101141.

Khotimchenko, M., Makarova, K., Khozhaenko, E. *et al.* (2017), "Lead-Binding Capacity of Calcium Pectates with Different Molecular Weight", *Int J Biol Macromol.*, 97: 526-535, doi: 10.1016/j.ijbiomac.2017.01.065.

Kim, H., Kang, S., Jung, B.M. *et al.* (2017), "Breast Milk Fatty Acid Composition and Fatty Acid Intake of Lactating Mothers in South Korea", *Br J Nutr.*, 117 (4): 556-561, doi: 10.1017/S0007114517000253.

Kimmel, M.C., Ferguson, E.H., Zerwas, S. *et al.* (2016), "Obstetric and Gynecologic Problems Associated with Eating Disorders", *Int J Eat Disord.*, 49 (3): 260-275, doi: 10.1002/eat.22483. Epub 2015 Dec 29.

Kirk, T.R. (1980), "Appraisal of the Effectiveness of Nutrition Education in the Context of Infant Feeding", *J Hum Nutr.*, 34 (6): 429-438.

Kodama, H. (2018), "Recent Trends of Trace Element Studies in Clinical Medicine in Japan", *Nihon Eiseigaku Zasshi.*, 73 (1): 75-82, doi: 10.1265/jjh.73.75.

Koletzko, B. (2016), "Human Milk Lipids", *Ann Nutr Metab.*, 69 Suppl 2: 28-40, doi: 10.1159/000452819.

Kovacs, C.S. (2016), "Maternal Mineral and Bone Metabolism During Pregnancy, Lactation, and Post-Weaning Recovery", *Physiol Rev.*, 96 (2): 449-547, doi: 10.1152/physrev.00027.2015.

Kraut, R.Y., Brown, E., Korownyk, C. *et al.* (2017), "The Impact of Breast Reduction Surgery on Breastfeeding: Systematic Review of Observational Studies", *PLoS One.*, 12 (10): e0186591, doi: 10.1371/journal.pone.0186591.

Lane-Cordova, A.D., Schneider, L.R., Tucker, W.C. *et al.* (2019), "Dietary Sodium, Potassium, and Blood Pressure in Normotensive Pregnant Women: The National Health and Nutrition Examination Survey", *Appl Physiol Nutr Metab.*, doi: 10.1139/apnm-2019-0186.

Latendresse, G. y Founds, S. (2015), "The Fascinating and Complex Role of the Placenta in Pregnancy and Fetal Well-being", *J Midwifery Womens Health.*, 60 (4): 360-370, doi: 10.1111/jmwh.12344.

Le Roux, S.M., Abrams, E.J., Nguyen, K. *et al.* (2016), "Clinical Outcomes of HIV-Exposed, HIV-Uninfected Children In Sub-Saharan Africa", *Trop Med Int Health.*, 21 (7): 829-845, doi: 10.1111/tmi.12716.

Leere, J.S. y Vestergaard, P. (2019), "Calcium Metabolic Disorders in Pregnancy: Primary Hyperparathyroidism, Pregnancy-Induced Osteoporosis, and Vitamin D Deficiency in Pregnancy", *Endocrinol Metab Clin North Am.*, 48 (3): 643-655, doi: 10.1016/j.ecl.2019.05.007.

Lewis, E.D., Richard, C., Larsen, B.M. *et al.* (2017), "The Importance of Human Milk for Immunity in Preterm Infants", *Clin Perinatol.*, 44 (1): 23-47, doi: 10.1016/j.clp.2016.11.00.

Li, J., Zhao, H., Song, J.M. *et al.* (2015), "A Meta-Analysis of Risk of Pregnancy Loss and Caffeine and Coffee Consumption During Pregnancy", *Int J Gynaecol Obstet.*, 130 (2): 116-122, doi: 10.1016/j.ijgo.2015.03.033.

Lionetti, E., Castellaneta, S., Francavilla, R. *et al.* (2014), "Introduction of Gluten, HLA Status, and the Risk of Celiac Disease in Children", *N Engl J Med.*, 371 (14): 1295-1303, doi: 10.1056/NEJMoa1400697.

Liu, Y., Wang, X. y Wang, L. (2019), "The Investigation of Fatty Acid Composition of Breast Milk and its Relationship with Dietary Fatty Acid Intake in 5 Regions of China", *Medicine* (Baltimore), 98 (24): e15855, doi: 10.1097/MD.0000000000015855.

Liu, Z., Subbaraj, A., Fraser, K. *et al.* (2019), "Human Milk and Infant Formula Differentially Alters the Microbiota Composition and Functional Gene Relative Abundance in the Small and Large Intestines in Weanling Rats.", *Eur J Nutr.*, doi: 10.1007/s00394-019-02062-w.

Lobo, S.E., Leonel, L.C., Miranda, C.M. *et al.* (2016), "The Placenta as an Organ and a Source of Stem Cells and Extracellular Matrix: A Review", *Cells Tissues Organs.*, 201 (4): 239-252, doi: 10.1159/000443636.

Lönerdal, B. (2016), "Bioactive Proteins in Human Milk: Health, Nutrition, and Implications for Infant Formulas", *J Pediatr.*, 173 Suppl: S4-9, doi: 10.1016/j.jpeds.2016.02.070.

Maalouf, J., Cogswell, M.E., Bates, M. *et al.* (2017), "Sodium, Sugar, and Fat Content of Complementary Infant and Toddler Foods Sold in the United States, 2015", *Am J Clin Nutr.*, 105 (6): 1443-1452, doi: 10.3945/ajcn.116.142653.

Madden, A.M., Mulrooney, H.M. y Shah, S. (2016), "Estimation of Energy Expenditure Using Prediction Equations in Overweight and Obese Adults: A Systematic Review", *J Hum Nutr Diet.*, 29 (4): 458-476, doi: 10.1111/jhn.12355. Epub 2016 Feb 29.

Maillier, A., Boichon, A., Bois, C.T. *et al.* (2019), "Complementary Feedings and Socioeconomic Factors", *Sante Publique.*, 31 (1): 61-70, doi: 10.3917/spub.191.0061.Terac

Malm, H. y Elfolk, M.T. (2016), "Which Drugs Can Be Used During Pregnancy?", *Duodecim.*, 132 (19): 1781-1789.

Mangesi, L. y Zakarija-Grkovic, I. (2016), "Treatments for Breast Engorgement During Lactation", *Cochrane Database Syst Rev.* (6): CD006946, doi: 10.1002/14651858.CD006946.pub3.

Marangoni, F., Cetin, I., Verduci, E. *et al.* (2016), "Maternal Diet and Nutrient Requirements in Pregnancy and Breastfeeding. An Italian Consensus Document", *Nutrients.*, 14, 8 (10), pii: E629.

Martin, C.R., Ling, P.R. y Blackburn, G.L. (2016), "Review of Infant Feeding: Key Features of Breast Milk and Infant Formula", *Nutrients.*, 8 (5), pii: E279, doi: 10.3390/nu8050279.

Martínez, A., Sánchez-Valverde, F., Gil, F. *et al.* (2013), "Methemoglobinemia Induced by Vegetable Intake in Infants in Northern Spain", *J Pediatr Gastroenterol Nutr.*, 56 (5): 573-577, doi: 10.1097/MPG.0b013e-3182849d2b.

Mastorakou, D., Ruark, A., Weenen, H.T. *et al.* (2019), "Sensory Characteristics of Human Milk: Association Between Mothers' Diet and Milk for Bitter Taste", *J Dairy Sci.*, 102 (2): 1116-1130, doi: 10.3168/jds.2018-15339.

Matarese, L.E. y Gottschlich, M.M. (2004), *Nutrición clínica práctica*, Ciudad de México: Editorial Médica Panamericana.

Mathieu, J. (2009), "What is Pregorexia?", *J Am Diet Assoc.*, 109 (6): 976-979, doi: 10.1016/j.jada.2009.04.021.

McCreedy, A., Bird, S., Brown, L.J. *et al.* (2018), "Effects of Maternal Caffeine Consumption on the Breastfed Child: A Systematic Review", *Swiss Med Wkly.*, 148: w14665. doi: smw.2018.14665. eCollection 2018 Sep 24.

Mei, Z., Ogden, C.L., Flegal, K.M., Grummer-Strawn, L.M. (2008), "Comparison of the Prevalence of Shortness, Underweight, and Overweight Among US Children Aged 0 to 59 Months by Using the CDC 2000 and the WHO 2006 Growth Charts", *J Pediatr.*, 153 (5): 622-628.

Mennella, J.A., Daniels, L.M. y Reiter, R. (2017), "Learning to Like Vegetables During Breastfeeding: A Randomized Clinical Trial of Lactating Mothers and Infants", *Am J Clin Nutr.*, 106 (1): 67-76, doi: 10.3945/ ajcn.116.143982.

Mihatsch, W.A., Braegger, C., Bronsky, J. *et al.* (2016), "Prevention of Vitamin K Deficiency Bleeding in Newborn Infants: A Position Paper by the ESPGHAN Committee on Nutrition", *J Pediatr Gastroenterol Nutr.*, 63 (1): 123-129, doi: 10.1097/MPG.0000000000001232.

Milani, C., Duranti, S., Bottacini, F. *et al.* (2017), "The First Microbial Colonizers of the Human Gut: Composition, Activities, and Health Implications of the Infant Gut Microbiota", *Microbiol Mol Biol Rev.*, 81 (4), pii: e00036-17, doi: 10.1128/MMBR.00036-17.

Miller, L.T. (1986), "Do Oral Contraceptive Agents Affect Nutrient Requirements. Vitamin B-6?", *J Nutr.*, 116 (7): 1344-1345.

Moreno Villares, J.M. (2016), "Nutrition in Early Life and the Programming of Adult Disease: The First 1000 Days", *Nutr Hosp.*, 12, 33 (Suppl 4): 337, doi: 10.20960/nh.337.

Mourh, J. y Rowe, H. (2017), "Marijuana and Breastfeeding: Applicability of the Current Literature to Clinical Practice", *Breastfeed Med.*, 12 (10): 582-596, doi: 10.1089/bfm.2017.0020.

Napierala, M., Mazela, J., Merritt, T.A. *et al.* (2016), "Tobacco Smoking and Breastfeeding: Effect on the Lactation Process, Breast Milk Composition and Infant Development. A Critical Review", *Environ Res.*, 151: 321-338, doi: 10.1016/j.envres.2016.08.002.

Narayanan, R.P. y Syed, A.A. (2016), "Pregnancy Following Bariatric Surgery-Medical Complications and Management", *Obes Surg.*, 26 (10): 2523-2529, doi: 10.1007/s11695-016-2294-x.

Neri, M., Bello, S., Turillazzi, E. *et al.* (2015), "Drugs of Abuse in Pregnancy, Poor Neonatal Development, and Future Neurodegeneration. Is Oxidative Stress The Culprit?", *Curr Pharm Des.*, 21 (11): 1358-1368.

Neville, C.E., McKinley, M.C., Holmes, V.A. *et al.* (2014), "The Relationship

Between Breastfeeding And Postpartum Weightchange. A Systematic Review and Critical Evaluation", *Int J Obes (Lond).*, 38 (4): 577-590, doi: 10.1038/ijo.2013.132.

Nicklaus, S. (2016), "Complementary Feeding Strategies to Facilitate Acceptance of Fruits and Vegetables: A Narrative Review of the Literature", *Int J Environ Res Public Health.*, 13 (11), pii: E1160.

O'Halloran, S.A., Grimes, C.A., Lacy, K.E. *et al.* (2016), "Dietary Intake and Sources of Potassium and the Relationship to Dietary Sodium in a Sample of Australian Pre-School Children", *Nutrients.*, 8 (8), pii: E496, doi: 10.3390/nu8080496.

OMS, Organización Mundial de la Salud (2016), Human Reproduction Program *Recomendaciones de la OMS sobre atención prenatal para una experiencia positiva del embarazo*, Ginebra: OMS.

Page, R., Robichaud, A., Arbuckle, T.E. *et al.* (2017), "Total Folate and Unmetabolized Folic Acid in the Breast Milk of a Cross-Section of Canadian Women", *Am J Clin Nutr.*, 105 (5): 1101-1109, doi: 10.3945/ajcn.116.137968.

Palmeira, P. y Carneiro-Sampaio, M. (2016), "Immunology of Breast Milk", *Rev Assoc Med Bras. (1992)*, 62 (6): 584-593, doi: 10.1590/1806-9282.62.06.584.

Paul, L. y Selhub, J. (2017), "Interaction Between Excess Folate and Low Vitamin B_{12} Status", *Mol Aspects Med.*, 53: 43-47, doi: 10.1016/j.mam.2016.11.004.

Petry, N., Olofin, I., Boy, E. *et al.* (2016), "The Effect of Low Dose Iron and Zinc Intake on Child Micronutrient Status and Development during the First 1000 Days of Life: A Systematic Review and Meta-Analysis", *Nutrients.*, 8 (12), pii: E773.

Pérez-Lizaur, A.B., Palacios-González, B. y Castro-Becerra, A.L. (2014), *Sistema Mexicano de Alimentos Equivalentes*, Ciudad de México: Cuadernos de nutrición.

Piccoli, G.B., Clari, R., Vigotti, F.N. *et al.* (2015), "Vegan-vegetarian Diets in Pregnancy: Danger or Panacea? A Systematic Narrative Review", *BJOG.*, 122 (5): 623-633, doi: 10.1111/1471-0528.13280. Epub 2015 Jan 20.

Prell, C. y Koletzko, B. (2016), "Breastfeeding and Complementary Feeding", *Dtsch Arztebl Int.*, 113 (25): 435-444, doi: 10.3238/arztebl.2016.0435.

Procter, S.B. y Campbell, C.G. (2014), "Position of the Academy of Nutrition and Dietetics: Nutrition and Lifestyle for a Healthy Pregnancy Outcome", *J Acad Nutr Diet.*, 114 (7): 1099-1103, doi: 10.1016/j.jand.2014.05.005.

Pustotina, O. (2016), "Management of Mastitis and Breast Engorgement in Breastfeeding Women", *J Matern Fetal Neonatal Med.*, 29 (19): 3121-3125, doi: 10.3109/14767058.2015.1114092.

Quinn, E.A., Largado, F., Borja, J.B. *et al.* (2015), "Maternal Characteristics Associated with Milk Leptin Content in a Sample of Filipino Women and Associations with Infant Weight for Age", *J Hum Lact.*, 31 (2): 273-281, doi: 10.1177/0890334414553247.

Ramos, J.G.L., Sass, N. y Costa, S.H.M. (2017), "Preeclampsia", *Rev Bras Ginecol Obstet.*, 39 (9): 496-512, doi: 10.1055/s-0037-1604471.

Rebelo, F.M. y Caldas, E.D. (2016), "Arsenic, Lead, Mercury and Cadmium: Toxicity Levels in Breast Milk and the Risks for Breastfed Infants", *Environ Res.*, 151: 671-688, doi: 10.1016/j.envres.2016.08.027.

Rice, D. y Barone Jr., S. (2000), "Critical Periods of Vulnerability for the Developing Nervous System: Evidence from humans and Animal Models", *Environ Health Perspect.*, 108 Suppl 3: 511-533.

Rigo, J., Hascoët, J.M., Billeaud, C. *et al.* (2017), "Growth and Nutritional Biomarkers of Preterm Infants Fed a New Powdered Human Milk Fortifier: A Randomized Trial", *J Pediatr Gastroenterol Nutr.*, 65 (4): e83-e93, doi: 10.1097/MPG.0000000000001686.

Rogne, T., Tielemans, M.J., Chong, M.F. *et al.* (2017), "Associations of Maternal Vitamin B_{12} Concentration in Pregnancy With the Risks of Preterm Birth and Low Birth Weight: A Systematic Review and Meta-Analysis of Individual Participant Data", *Am J Epidemiol.*, 185 (3): 212-223, doi: 10.1093/aje/kww212.

Ronis, M.J., Gomez-Acevedo, H., Shankar, K. *et al.* (2018), "EB 2017 Article: Soy Protein Isolate Feeding Does Not Result in Reproductive Toxicity in the Pre-Pubertal Rat Tests", *Exp Biol Med (Maywood).*, 243 (8): 695-707, doi: 10.1177/1535370218771333.

Rosso, P., Arteaga, A. y Mardones, S.F. (1986), "Desarrollo de una curva patrón de incrementos ponderales para la embarazada", *Revista Médica de Chile*, 126.

Sánchez, R., Echeverri, J. y Pardo, R. (2004), "The Brachial and Cephalic Perimeters as Indicators of Poverty and Acute Diarrhea in Children Under Five Years in Bogotá", *Rev Salud Pública (Bogotá).*, 2: 167-182.

Schalla, S.C., Witcomb, G.L. y Haycraft, E. (2017), "Body Shape and Weight Loss as Motivators for Breastfeeding Initiation and Continuation", *Int J Environ Res Public Health.*, 14 (7), pii: E754, doi: 10.3390/ijerph14070754.

Scott, C.R. (2005), "Lecithin: It Isn't Just for Plugged Milk Ducts and Mastitis Anymore", *Midwifery Today Int Midwife.*, 76: 26-27.

Segura, A., Arena Ansótegui, S.J. y Díaz-Gómez, N.M., en representación del Comité de Lactancia Materna de la Asociación Española de Pediatría (2016), "The Importance of Maternal Nutrition During Breastfeeding: Do Breastfeeding Mothers Need Nutritional Supplements?", *An Pediatr* (Barc)., 84 (6): 347.e1-7, doi: 10.1016/j.anpedi.2015.07.024.

Semple, J.L., Lugowski, S.J., Baines, C.J. *et al.* (1998), "Breast Milk Contamination and Silicone Implants: Preliminary Results Using Silicon as a Proxy Measurement for Silicone", *Plast Reconstr Surg.*, 102 (2): 528-533.

Shah, P.S., Herbozo, C., Aliwalas, L.L. *et al.* (2012), "Breastfeeding or Breast Milk for Procedural Pain in Neonates", *Cochrane Database Syst Rev*, 12: CD004950, doi: 10.1002/14651858.CD004950.pub3.

Silano, M., Agostoni, C., Sanz, Y. *et al.* (2016), "Infant Feeding and Risk of Developing Celiac Disease: A Systematic Review", *BMJ Open.*, 6 (1): e009163, doi: 10.1136/bmjopen-2015-009163.

Silver, M.K., Li, X., Liu, Y. *et al.* (2016), "Low-Level Prenatal Lead Exposure and Infant Sensory Function", *Environ Health.*, 15 (1): 65, doi: 10.1186/s12940-016-0148-6.

Simon, C., Kay, H. y Mrowetz, G. (1966), "On the Content of Nitrate, Nitrite and Iron in Spinach and Other Vegetable Forms and the Related Hazard of Methemoglobinemia for Infants", *Arch Kinderheilkd.*, 175 (1): 42-54.

Solan, T.D. y Lindow, S.W. (2014), "Mercury Exposure in Pregnancy: A Review", *J Perinat Med.*, 42 (6): 725-129, doi: 10.1515/jpm-2013-0349.

Soma-Pillay, P., Nelson-Piercy, C., Tolppanen, H. *et al.* (2016), "Physiological Changes in Pregnancy", *Cardiovasc J Afr.*, 27 (2): 89-94, doi: 10.5830/CVJA-2016-021.

Spyreli, E., McKinley, M.C., Allen-Walker, V. *et al.* (2019), "The One Time You Have Control over What They Eat: A Qualitative Exploration of Mothers' Practices to Establish Healthy Eating Behaviours during Weaning", *Nutrients.*, 11 (3), pii: E562, doi: 10.3390/nu11030562.

Sriraman, N.K. (2017), "The Nuts and Bolts of Breastfeeding: Anatomy and Physiology of Lactation", *Curr Probl Pediatr Adolesc Health Care.*, 47 (12): 305-310, doi: 10.1016/j.cppeds.2017.10.001.

Stang, J. y Huffman, L.G. (2016), "Position of the Academy of Nutrition and Dietetics: Obesity, Reproduction, and Pregnancy Outcomes", *J Acad Nutr Diet.*, 116 (4): 677-691, doi: 10.1016/j.jand.2016.01.008.

Subhan, F.B., Shulman, L., Yuan, Y. *et al.* (2019), "Association of Pre-Pregnancy BMI and Gestational Weight Gain with Fat Mass Distribution and Accretion During Pregnancy and Early Postpartum: A Prospective Study of Albertan Women", *BMJ Open.*, 9 (7): e026908, doi: 10.1136/bmjopen-2018-026908.

Suez, J., Zmora, N., Segal, E. *et al.* (2019), "The Pros, Cons, and Many Unknowns of Probiotics", *Nat Med.*, 25 (5): 716-729, doi: 10.1038/s41591-019-0439-x.

Thompson, J.L., Manore, M.M. y Vaughan, L.A. (2008), *Nutrición*, Londres: Pearson.

Tooher, J., Thornton, C., Makris, A. *et al.* (2017), "All Hypertensive Disorders of Pregnancy Increase the Risk of Future Cardiovascular Disease", *Hypertension.*, 70 (4): 798-803, doi: 10.1161/HYPERTENSIONAHA.117.09246.

Torimiro, J.N., Nanfack, A., Takang, W. *et al.* (2018), "Rates of HBV, HCV, HDV and HIV Type 1 Among Pregnant Women and HIV Type 1 Drug Resistance-Associated Mutations in Breastfeeding Women on Antiretroviral Therapy", *BMC Pregnancy Childbirth*, 18 (1): 504, doi: 10.1186/s12884-018-2120-7.

Trofimiuk-Mudlner, M. y Hubalewska-Dydejczyk, A. (2017), "Iodine Deficiency and Iodine Prophylaxis in Pregnancy", *Recent Pat Endocr Metab*

Immune Drug Discov., 10 (2): 85-95, doi: 10.2174/187221481166617030
9151538.

Tuncel, U., Gümüs, M., Turan, A. *et al.* (2014), "Alternative Nipple Suspension Technique in the Treatment of Inverted Nipple: Reverse S-Shaped Design", *J Cutan Aesthet Surg.*, 7 (4): 220-223, doi: 10.4103/0974-2077.150758.

Tzifi, F., Grammeniatis, V. y Papadopoulos, M. (2014), "Soy-and Rice-Based Formula and Infant Allergic to Cow's Milk", *Endocr Metab Immune Disord Drug Targets.*, 14 (1): 38-46.

UNICEF, Fondo de las Naciones Unidas para la Infancia (1995), "La Leche humana, composición, beneficios y comparación con la leche de vaca" (1995), extraído y adaptado del "Manual de Lactancia para Profesionales de la Salud. Comisión de Lactancia", C. Shellhorn y V. Valdés (eds.), Santiago de Chile: Ministerio de Salud/UNICEF

Upson, K., Harmon, Q.E., Laughlin-Tommaso, S.K. *et al.* (2016), Soy-based Infant Formula Feeding and Heavy Menstrual Bleeding Among Young African American Women", *Epidemiology.*, 27 (5): 716-725, doi: 10.1097/EDE.0000000000000508.

Vail, B., Prentice, P., Dunger, D.B. *et al.* (2015), "Age at Weaning and Infant Growth: Primary Analysis and Systematic Review", *J Pediatr.*, 167 (2): 317-324.e1, doi: 10.1016/j.jpeds.2015.05.003.

Van den Broeck, J., Willie, D. y Younger, N. (2009), "The World Health Organization Child Growth Standards: Expected Implications for clinical and Epidemiological Research", *Eur J Pediatr.*, 168 (2): 247-251, doi: 10.1007/s00431-008-0796-9.

Warrington, N.M., Beaumont, R.N., Horikoshi, M. *et al.* (2019), "Maternal and Fetal Genetic Effects on Birth Weight and their Relevance to Cardio-Metabolic Risk Factors", *Nat Genet.*, 51 (5): 804-814, doi: 10.1038/s41588-019-0403-1.

Whitney, E. y Rolfes, S. (2011), *Tratado general de la nutrición*, Ciudad de México: Paidotribo.

Wilson, R.L., Grieger, J.A., Bianco-Miotto, T. *et al.* (2016), "Association between Maternal Zinc Status, Dietary Zinc Intake and Pregnancy Complications: A Systematic Review", *Nutrients.*, 8 (10), pii: E641.

Witt, A.M., Bolman, M., Kredit, S. *et al.* (2016), "Therapeutic Breast Massage in Lactation for the Management of Engorgement, Plugged Ducts, and Mastitis", *J Hum Lact.*, 32 (1): 123-131, doi: 10.1177/0890334415619439.

Yamaguchi, Y., Miyazawa, H. y Miura, M. (2017), "Neural Tube Closure and Embryonic Metabolism, *Congenit Anom (Kyoto).*, 57 (5): 134-137, doi: 10.1111/cga.12219.

Yang, Q.H., Zheng, B.S., Zhou, S.M. *et al.* (2019), "Clinical Features of Cow's Milk Protein Allergy in Infants Presenting Mainly with Gastrointestinal Symptoms: An Analysis of 280 Cases", *Zhongguo Dang Dai Er Ke Za Zhi.*, 21 (3): 271-276.

Zhang, H., Liu, S., Si, Y. *et al.* (2019), "Natural Sunlight Plus Vitamin D Supplementation Ameliorate Delayed Early Motor Development in Newborn Infants from Maternal Perinatal Depression", *J Affect Disord.*, 257: 241-249, doi: 10.1016/j.jad.2019.07.010.

Zielinska, A., Maciulewski, R., Siewko, K. *et al.* (2016), "Levels of Betatrophin Decrease During Pregnancy Despite Increased Insulin Resistance, Beta-Cell Function and Triglyceride", *Diabetes Metab.*, 42 (6): 409-415, doi: 10.1016/j.diabet.2016.07.029. Epub 2016 Aug 21.

Zou, L., Pande, G. y Akoh, C.C. (2016), "Infant Formula Fat Analogs and Human Milk Fat: New Focus on Infant Developmental Needs", *Annu Rev Food Sci Technol.*, 7: 139-165, doi: 10.1146/annurev-food-041715-033120.

Acerca de la autora

Daniela Merchant Careaga

Licenciada en Dietética y nutrición, maestra en Ciencias de la salud y en Administración, candidata a doctora en Nutrición. Certificada por el Colegio Mexicano de Nutriólogos, del cual formó parte del Consejo Directivo de 2019 a 2021.

Aunque se ha desarrollado profesionalmente en todas las áreas de la nutrición, se ha dedicado a la clínica y docencia. En 2006 fue jefa de Dietética del Hospital del Instituto Nacional de Ciencias Médicas y Nutrición Salvador Zubirán y en 2008 realizó investigación clínica en Laboratorios Silanes (farmacéutica mexicana). En 2009 comenzó su labor docente en la Escuela de Dietética y Nutrición del ISSSTE. En 2012 fue directora de carrera en la Universidad Tecnológica de México (Unitec). En 2014 fungió como docente en la Universidad del Valle de México (UVM) y fue presidenta de las academias de salud (Nutrición, Fisioterapia y QFB).

Hasta la fecha ha impartido 24 asignaturas distintas y ha sido ponente en foros nacionales e internacionales desde 2012. Ha colaborado también en la elaboración y validación de reactivos para evaluaciones aplicadas por el Ceneval a nivel de pregrado y certificación. Adicionalmente, en diversas plataformas de redes sociales, promueve la orientación alimentaria para la población general.

En 2018 inició con su propio proyecto, la Clínica de Nutrición de Alta Especialidad (Clínica NAE) donde actualmente acompaña el proceso de pérdida de peso, control de diabetes, síndrome metabólico y demás desórdenes metabólicos de más de 300 pacientes, así como de mujeres en gestación o en periodo de lactancia.

Nutrición para la maternidad
se terminó de imprimir en la Ciudad de México
en mayo de 2022 en los talleres de Impresora
Peña Santa, S. A. de C.V., Sur 27 núm. 475,
col. Leyes de Reforma, 09310 Ciudad de México.
En su composición se utilizaron tipos
Bembo Regular y Bembo Italic.